软组织肉瘤
内科治疗中国专家共识

（2024年版）

张星　沈靖南　牛晓辉　主编

中山大学出版社

·广州·

图书在版编目（CIP）数据

软组织肉瘤内科治疗中国专家共识：2024 年版/张星，沈靖南，牛晓辉主编 . —— 广州：中山大学出版社，2025.2. —— ISBN 978 - 7 - 306 - 08349 - 4

Ⅰ. R738.605

中国国家版本馆 CIP 数据核字第 2024SP0973 号

RUANZUZHI ROULIU NEIKE ZHILIAO ZHONGGUO ZHUANJIA GONGSHI（2024 NIAN BAN）

出 版 人：王天琪
策划编辑：谢贞静
责任编辑：罗永梅
封面设计：林绵华
责任校对：梁嘉璐
责任技编：靳晓虹
出版发行：中山大学出版社
电　　话：编辑部 020 - 84110776，84113349，84111997，84110779
　　　　　发行部 020 - 84111998，84111981，84111160
地　　址：广州市新港西路 135 号
邮　　编：510275　　传　真：020 - 84036565
网　　址：http://www.zsup.com.cn　E-mail：zdcbs@ mail.sysu.edu.cn
印 刷 者：广东虎彩云印刷有限公司
规　　格：889mm×1240mm　1/32　3.5 印张　80.5 千字
版次印次：2025 年 2 月第 1 版　2025 年 3 月第 2 次印刷
定　　价：28.00 元

本书编委会

主　　编：张　星　　沈靖南　　牛晓辉

副主编：吴　获　　罗志国　　陈　静　　刘雨桃

　　　　　张红梅　　姜　愚　　周宇红

编写专家：（按姓氏拼音排序）

　　　　　陈　静　　丁　宜　　樊征夫　　胡海燕

　　　　　华莹奇　　黄圆圆　　江仁兵　　姜　愚

　　　　　李浩森　　李　惠　　李茹恬　　李先安

　　　　　梁　鹏　　刘雨桃　　陆维祺　　路素英

　　　　　罗志国　　马　劼　　马益民　　牛晓辉

　　　　　潘求忠　　彭瑞清　　阙　旖　　沈靖南

　　　　　沈　赞　　宋　丹　　王　峰　　王　卓

　　　　　魏淑青　　吴　获　　吴苏稼　　谢　璐

　　　　　谢伟敏　　谢显彪　　徐步舒　　徐海荣

　　　　　杨祚璋　　尹军强　　张　兵　　张朝晖

　　　　　张海霞　　张红梅　　张莉红　　张　鹏

　　　　　张晓晶　　张　星　　周宇红　　邹昌业

秘　　书：潘求忠　　徐步舒

前　言

　　软组织肉瘤是一种来源于间叶组织的恶性肿瘤，可以影响所有年龄段的人群，发生在身体的任何部位。由于其发病率低、亚型多样、生物学行为异质性强，以及非肉瘤专科医生对其认识不足，软组织肉瘤的诊断和治疗面临着诸多挑战。外科治疗是软组织肉瘤的主要治疗手段，但因软组织肉瘤恶性程度高，术后易发生复发和转移。为了提高治疗效果，需要对患者进行全面评估，制订个体化的治疗方案。在这种情况下，规范化运用多种治疗手段的多学科诊疗在软组织肉瘤的治疗中尤为重要。

　　内科治疗，包括化学治疗（以下简称为化疗）、靶向治疗和免疫治疗，已成为软组织肉瘤综合治疗中不可或缺的一部分。化疗作为软组织肉瘤内科治疗的基石，不仅有助于提高肿瘤完全切除率、增加保肢机会、降低术后复发转移风险，还能延长患者的总生存期并提高生活质量。此外，靶向治疗和免疫治疗在软组织肉瘤的治疗中也展现出了良好的前景。因此，目前软组织肉瘤内科治疗方案逐渐增多，这也意味着选择范围、治疗组合、换药时机、临床管理均更加复杂。临床医师需要根据组织病理学亚型和分子特征，仔细衡量患者的个体化特征、药物获益与不良反应风险，甚至患者的经济因素等，最终为患者制订最佳的治疗方案。

　　尽管近年来发布的《中国临床肿瘤学会（CSCO）骨与

软组织肿瘤诊疗指南》对规范软组织肉瘤的内科治疗具有很好的指导作用，但指南仅对软组织肉瘤内科治疗进行了纲领性的指引，未能包含软组织肉瘤内科治疗各治疗手段的具体应用策略。因此，迫切需要形成一份软组织肉瘤内科治疗相关的专家共识，来详细阐述软组织肉瘤的化疗、靶向治疗和免疫治疗的适应证和药物选择，提供化疗联合靶向治疗、化疗联合免疫治疗、靶向联合免疫治疗在软组织肉瘤治疗中的循证医学证据，为一线临床工作者在进行软组织肉瘤内科治疗方案选择时提供参考。

本共识是由中国抗癌协会肉瘤专业委员会组织多位具有丰富软组织肉瘤诊疗工作经验的专家共同撰写的，各位专家基于循证医学证据及自身临床工作经验，经过多轮讨论、修改，最终成稿，但仍难免存在疏漏和不足，恳请读者批评指正，以便我们后续在更新专家共识时进行修改。

希望通过本共识，能够为软组织肉瘤的临床内科治疗提供科学、合理的指导。

编者

2024 年 12 月

目　　录

一、概述 ……………………………………………………… 1

二、软组织肉瘤术前内科治疗 ………………………… 4

1. 软组织肉瘤患者术前化疗适应证 …………… 4

2. 软组织肉瘤患者术前化疗模式 ……………… 6

（1）单纯化疗或化疗序贯放疗 ……………… 6

（2）同步放化疗 ………………………… 11

（3）同步放化疗联合靶向治疗 …………… 13

（4）化疗联合靶向治疗 …………………… 14

3. 软组织肉瘤患者术前靶向治疗 ……………… 16

4. 软组织肉瘤患者术前免疫治疗 ……………… 18

三、软组织肉瘤术后化疗 ……………………………… 20

1. 软组织肉瘤患者术后化疗适应证 …………… 20

2. 软组织肉瘤患者术后化疗方案及化疗时长 …… 21

四、晚期不可切除软组织肉瘤的内科治疗 ………… 23

1. 晚期不可切除软组织肉瘤患者的一线

内科治疗 …………………………………… 23

（1）一线化疗 …………………………… 23

（2）一线化疗联合靶向治疗 …………… 26

（3）一线化疗联合免疫治疗 …………………… 27

（4）一线靶向治疗 ……………………………… 29

（5）一线免疫治疗 ……………………………… 36

（6）一线治疗获益患者的维持治疗 …………… 38

2. 晚期不可切除软组织肉瘤患者的二线及后线

内科治疗 ……………………………………… 40

（1）二线及后线化疗 …………………………… 40

（2）二线及后线化疗联合靶向治疗 ………… 41

（3）二线及后线化疗联合免疫治疗 ………… 43

（4）二线及后线靶向治疗 …………………… 46

（5）二线及后线免疫治疗 …………………… 50

（6）二线及后线靶向联合免疫治疗 ………… 55

五、软组织肉瘤内科治疗常见不良反应管理 ………… 62

1. 化疗常见不良反应管理 ……………………… 62

（1）呕吐 ……………………………………… 62

（2）骨髓抑制 ………………………………… 63

（3）心脏毒性 ………………………………… 64

（4）出血性膀胱炎 …………………………… 65

（5）腹泻 ……………………………………… 66

2. 靶向药物常见不良反应管理 ………………… 67

（1）手 – 足综合征和皮肤毒性 …………… 67

（2）高血压 …………………………………… 68

（3）胃肠道症状 ……………………………… 69

（4）口腔症状 ………………………………… 70

（5）肝毒性 …………………………………… 70

3. 免疫治疗常见不良反应管理 ························ 71

 （1）免疫检查点抑制剂相关毒性分级管理

   总原则 ······························· 71

 （2）皮肤毒性 ······························· 73

 （3）内分泌毒性 ··························· 74

 （4）肝脏毒性 ······························· 74

 （5）肺毒性 ································· 75

 （6）细胞因子释放综合征 ············· 76

六、结语 ································· 77

参考文献 ································· 78

一、概　述

软组织肉瘤（soft tissue sarcoma，STS）是来源于间叶组织的恶性肿瘤，各年龄段、全身各个部位均可发生。软组织肉瘤具有发病率低、亚型繁多、异质性强、非肉瘤专科医生对该病认识度不足等特征，外科治疗仍是软组织肉瘤的主要治疗手段。正确的外科手术是治疗软组织肉瘤最有效的方法，肿瘤完全切除（R0）与局部复发率降低之间存在明显关联。然而，软组织肉瘤恶性程度高，10%的高级别软组织肉瘤在初诊时已发生转移，超过半数的高级别软组织肉瘤在整个病程中会出现远处转移。软组织肉瘤患者即使行手术切除，仍有7%～35%的患者会出现局部复发。软组织肉瘤的复发转移与肿瘤的分期、病理类型和发生部位密切相关，首诊后进行非计划手术也是引起复发转移的重要原因。对于已出现复发转移或无法进行手术切除的晚期软组织肉瘤患者，须针对患者的自身情况、肿瘤的部位和范围及组织学类型等进行全面评估，制订个体化治疗方案。因此，规范化运用多种治疗手段的多学科诊疗（multiple disciplinary team，MDT）在软组织肉瘤中尤为重要。

软组织肉瘤的化疗等内科治疗有助于提高肿瘤R0切除率、增加保肢机会、降低术后复发转移风险、延长患者的总生存期（overall survival，OS）和提高患者生活质量。软组织肉瘤的内科治疗主要包括化疗、靶向治疗和免疫治疗等。化疗是目前针对软组织肉瘤最重要、应用最为广泛的内科治疗手段，根据治疗目的不同可分为新辅助化疗、辅助化疗和姑息性化疗等。肿瘤对化疗的敏感性是软组织肉瘤是否实施化疗的重要依据，常见的软组织肉瘤的化疗敏感性大致分为：

A. 高度敏感：尤因肉瘤等未分化小圆细胞肉瘤，胚胎性横纹肌肉瘤（embryonal rhabdomyosarcoma，ERMS）、腺泡状横纹肌肉瘤（alveolar rhabdomyosarcoma，ARMS）。

B. 中高度敏感：滑膜肉瘤（synovial sarcoma，SS）、黏液样脂肪肉瘤（myxoid liposarcoma，MLPS）、子宫平滑肌肉瘤（uterine leiomyosarcoma，uLMS）。

C. 中度敏感：多形性脂肪肉瘤（pleomorphic liposarcoma，PLS）、黏液纤维肉瘤（myxofibrosarcoma，MFS）、上皮样肉瘤（epithelioid sarcoma，EpS）、多形性横纹肌肉瘤（pleomorphic rhabdomyosarcoma）、平滑肌肉瘤（leiomyosarcoma，LMS）、恶性外周神经鞘膜瘤（malignant peripheral nerve sheath tumor，MPNST）、血管肉瘤（angiosarcoma，AS）、促结缔组织增生性小圆细胞肿瘤（desmoplastic small round cell tumor，DSRCT）。

D. 不敏感：去分化脂肪肉瘤（dedifferentiated liposarcoma，DDLPS）、透明细胞肉瘤（clear cell sarcoma，CCS）。

E. 极不敏感：腺泡状软组织肉瘤（alveolar soft part sarcoma，ASPS）、骨外黏液样软骨肉瘤（extraskeletal myxoid chondrosarcoma，ESMCS）。

阿霉素（又称为多柔比星）及异环磷酰胺是软组织肉瘤化疗的基础药物，吉西他滨、紫杉醇、达卡巴嗪、环磷酰胺、长春新碱、依托泊苷、顺铂、艾立布林、曲贝替定等药物亦有一定作用。靶向药物治疗在软组织肉瘤中亦展现出良好的前景，目前主要应用于局部晚期无法手术切除或转移性软组织肉瘤的二线、三线治疗，常见药物包括培唑帕尼、安罗替尼和伊马替尼等。免疫治疗在软组织肉瘤方面也取得了一定进展，一些临床研究及回顾性研究结果显示，免疫检查点抑制剂（immune checkpoint inhibitor，ICI）［主要是抗程序性死亡受体 1（programmed death-1，PD-1）/程序性死亡受体配体 1（programmed death ligand-1，PD-L1）抗体和/或抗细胞毒性 T 淋巴细胞相关抗原（cytotoxic T lymphocyte-associated antigen-4，CTLA-4）抗体］对部分软组织肉瘤病理亚型效果较好，免疫检查点抑制剂联合其他治疗（如化疗、抗血管生成靶向药物等）的临床试验结果令人振奋，细胞免疫治疗［如 T 细胞受体工程细胞（T cell receptor-engineered T cell，TCR-T）］等亦取得一定突破。

本共识以循证医学证据为基础，吸纳部分已获认可的真实世界临床经验和研究数据，围绕软组织肉瘤的内科治疗进行探讨，以期为临床诊疗活动提供指导性帮助。

二、软组织肉瘤术前内科治疗

1. 软组织肉瘤患者术前化疗适应证

专家共识

术前化疗适应证一般包括：①尤因肉瘤；②除尤因肉瘤外，其他肿块巨大或累及重要脏器和结构、无法完整切除的未分化小圆细胞肉瘤（包括伴有 *EWSR1* - 非 *ETS* 融合的圆细胞肉瘤、*CIC* 重排肉瘤、伴有 *BCOR* 遗传学改变的肉瘤）；③肿块巨大或累及重要脏器和结构、无法完整切除的非多形性横纹肌肉瘤患者；④对化疗相对敏感、组织学级别较高（G2/G3）、肿瘤体积较大（大于 5 cm）、累及重要脏器、与周围重要血管神经关系密切、预计手术切除无法达到安全外科边界或广泛切除后会造成重大机体功能残障甚至危及生命的软组织肉瘤。

术前化疗的意义在于使肿瘤体积缩小，减少微小转移，从而降低截肢率、提高手术切除率和治愈率。

未分化小圆细胞肉瘤中的尤因肉瘤对化疗高度敏感，推荐术前化疗。其他伴有 *EWSR1* - 非 *ETS* 融合的圆细胞肉瘤、*CIC* 重排肉瘤、伴有 *BCOR* 遗传学改变的肉瘤均属于未分化小圆细胞肉瘤中的罕见类型。现有研究表明，这些类型的未分化小圆细胞肉瘤的化疗敏感性大多不如尤因肉瘤[1]。因此，对于伴有 *EWSR1* – 非 *ETS* 融合的圆细胞肉瘤、*CIC* 重排肉瘤、伴有 *BCOR* 遗传学改变的肉瘤，若一期手术可 R0 切除，可考虑直接手术；若肿块巨大或累及重要脏器和结构、无法完整切除，可在活检术明确病理诊断后予以术前化疗。

横纹肌肉瘤（rhabdomyosarcoma，RMS）可分为胚胎性横纹肌肉瘤、腺泡状横纹肌肉瘤、多形性横纹肌肉瘤，以及梭形细胞/硬化性横纹肌肉瘤四类。其中，多形性横纹肌肉瘤的化疗方案参考未分化多形性肉瘤治疗。目前，关于成人横纹肌肉瘤的研究报道较少，成人非多形性横纹肌肉瘤的化疗证据主要来源于儿童横纹肌肉瘤的研究[2]。胚胎性横纹肌肉瘤和腺泡状横纹肌肉瘤对化疗非常敏感，对于肿块巨大或累及重要脏器和结构、无法完整切除的患者，可在行活检术明确诊断后予以术前化疗。梭形细胞/硬化性横纹肌肉瘤是非多形性横纹肌肉瘤中的罕见类型，目前针对这类病理亚型的化疗临床研究多为回顾性研究。例如，日本国立癌症中心回顾性分析了 16 例梭形细胞/硬化性横纹肌肉瘤患者，其中 9 例患者用长春新碱 + 放线菌素 D + 环磷酰胺（VAC）方案化疗，56% 的患者达到客观缓解[3]。另一项回顾性研究分析了 15 例梭形细胞/硬化性横纹肌肉瘤患者，在疾病复发率和平均总生存期方面，梭形细胞/硬化性横纹肌肉瘤均与胚胎性和腺泡状横纹肌肉瘤相当（梭形细胞/硬化性、胚胎性、腺泡状横纹肌肉瘤复发率分别为 36.4%、25%、30.8%；平均总生存期分别为 90.3 个月、108.9 个月、82.2 个月）[4]。因此，在现有临床证据不足的情况下，梭形细胞/硬化性横纹肌肉瘤可参照胚胎性横纹肌肉瘤和腺泡状横纹肌肉瘤的治疗策略进行术前化疗。

除了对化疗高度敏感的未分化小圆细胞肉瘤和胚胎性横纹肌肉瘤、腺泡状横纹肌肉瘤，对化疗极不敏感的腺泡状软组织肉瘤和骨外黏液样软骨肉瘤，以及须特殊处理的胃肠道间质瘤（gastrointestinal stromal tumor，GIST）和韧带样纤维瘤病，其他病理亚型软组织肉瘤统称为非特指型软组织肉瘤。非特指型软组织肉瘤中对化疗相对敏感、肿瘤体积较大、累及重要脏器、与周围重要血管神经关系密切、预计手术切除无法达到安全外科边界或切除后会造成重大机体功能残障甚至危及生命的高级别软组织肉瘤，可以进行术前化疗，而一期手术可以达到安全外科边界下完整切除的，不推荐术前化疗。

2. 软组织肉瘤患者术前化疗模式

（1）单纯化疗或化疗序贯放疗

专家共识

对于尤因肉瘤患者，或除尤因肉瘤外的其他不可切除的未分化小圆细胞肉瘤患者，术前可优选长春新碱＋多柔比星＋环磷酰胺（VDC）/异环磷酰胺＋依托泊苷（IE）交替方案化疗至少9周后（对于化疗有效的患者，可延长术前化疗时间；此外，也需要根据化疗周期时长的设计来调整化疗时间），再进行外科手术切除；对于不可切除的非多形性横纹肌肉瘤患者，术前化疗方案应根据疾病危险度分级来选择，完成 12 周左右的化疗后，经外科评估能达到完整切除者可以选择手术治疗；对于不可切除的非特指型软组织肉瘤（包括多形性横纹肌肉瘤）患者，术前可选择含多柔比星和/或异环磷酰胺的方案治疗。

单纯化疗或化疗序贯放疗方案见表 1 至表 3。

表 1　未分化小圆细胞肉瘤化疗方案

化疗方案	围手术期给药方案
VDC/IE 交替方案	（1）INT-0091 研究[5]给药方式：局部治疗前 VDC/IE 交替方案或 VDC 方案化疗 4 个周期，局部治疗后 VDC/IE 交替方案或 VDC 方案化疗 13 个周期，化疗总时长为 49 周。
VDC 方案	（2）对于诊断时无转移的患者，VDC/IE 交替方案比 VDC 方案具有更高的无事件生存率；且每 2 周一次的密集型 VDC/IE 交替方案（化疗总时长为 28 周）在无事件生存率方面优于每 3 周一次的常规 VDC/IE 交替方案[6]
VIDE 方案	EURO-E. W. I. N. G. 99 研究[7]给药方式：局部治疗前 VIDE 方案诱导化疗 6 个周期，局部治疗后 VAI 或 VAC 方案巩固化疗 8 个周期，化疗总时长为 40 周
VAI 方案	标准风险患者（肿瘤体积 < 100 mL）的巩固治疗方案[7]：局部治疗前行 6 个周期 VIDE 方案 + 1 个周期 VAI 方案诱导化疗，局部治疗后 VAI 方案巩固化疗 7 个周期，化疗总时长为 40 周

（续上表）

化疗方案	围手术期给药方案
VAIA 方案	（1）EICESS-92 研究给药方式[8-9]：局部治疗前 VAIA 方案或 EVAIA 方案诱导化疗 4 个周期，局部治疗后不更改化疗方案，继续 VAIA 方案或 EVAIA 方案巩固化疗 10 个周期，化疗总时长为 40 周。
EVAIA 方案	（2）非高危患者（肿瘤体积 <100 mL）推荐术前采用 EVAIA 方案化疗
VACA 方案	（1）标准风险患者（肿瘤体积 <100 mL）的巩固治疗方案[9]：局部治疗前 VAIA 方案诱导化疗 4 个周期，局部治疗后 VACA 方案或 VAIA 方案巩固化疗 10 个周期，化疗总时长为 40 周；VACA 或 VAIA 方案具有相似的无事件生存期和 OS。 （2）高危患者（肿瘤体积 >100 mL 和/或肿瘤原发于中轴部位）接受 VAIA 方案化疗

①VDC/IE：长春新碱 + 多柔比星 + 环磷酰胺/异环磷酰胺 + 依托泊苷；VIDE：长春新碱 + 异环磷酰胺 + 多柔比星 + 依托泊苷。VAI：长春新碱 + 放线菌素 D + 异环磷酰胺。VAIA：长春新碱 + 放线菌素 D + 异环磷酰胺 + 多柔比星。EVAIA：依托泊苷 + 长春新碱 + 放线菌素 D + 异环磷酰胺 + 多柔比星。VAC：长春新碱 + 放线菌素 D + 环磷酰胺。VACA：长春新碱 + 放线菌素 D + 环磷酰胺 + 多柔比星。②伴有 EWSR1 - 非 ETS 融合的圆细胞肉瘤、CIC 重排肉瘤和伴有 BCOR 遗传学改变的肉瘤属于未分化小圆细胞肉瘤的罕见类型，目前尚缺乏相应的临床研究，化疗方案可参考尤因肉瘤。③对于诊断时有转移的未分化小圆细胞肉瘤患者，VDC/IE 交替方案与 VDC 方案的无事件生存率无明显差异。

表2 非多形性横纹肌肉瘤根据疾病危险度
分级选择化疗方案[10]

疾病危险度	术前化疗方案	围手术期给药方案
低危	VAC 方案	化疗4个周期后再进行全面评估，如果获得完全缓解，继续化疗4个周期后可考虑停药，总疗程不超过10个周期
	VA 方案	
中危	VAC/VI 方案	化疗在获得完全缓解后，继续化疗4～6个周期可考虑停药，总疗程数最多为12～14个周期
	VAC 方案	
	VDC/IE 交替方案	
高危	VAC/VI/VDC/IE 交替方案	术前以 VAC 和 VI 交替为主，术后以 VDC 和 IE 交替为主；放疗期间建议应用 VI 方案；全部化疗在54周完成，总疗程数不超过12～14个周期

VAC：长春新碱+放线菌素 D+环磷酰胺；VA：长春新碱+放线菌素 D；VI：长春新碱+伊立替康；VDC：长春新碱+多柔比星+环磷酰胺；IE：异环磷酰胺+依托泊苷。

表3 非特指型软组织肉瘤化疗方案

化疗方案	方案说明
A	（1）一项对局部可切除软组织肉瘤新辅助/辅助化疗的18项随机对照临床研究的荟萃分析表明，与术后观察相比，新辅助/辅助化疗能使局部复发风险降低27%（$P=0.02$），而且在死亡风险方面，多柔比星（A）单药新辅助/辅助化疗能使死亡风险降低16%（$P=0.09$），多柔比星+异环磷酰胺（AI）新辅助/辅助化疗能使死亡风险降低44%（$P=0.01$），提示AI联合化疗在降低死亡率方面更具优势[11]。但在临床使用AI联合化疗方案时必须权衡相关毒性。
AI	（2）ISG-STS 10-01研究探索了根据软组织肉瘤病理学亚型选择的术前化疗方案（黏液样脂肪肉瘤用曲贝替定，滑膜肉瘤用大剂量异环磷酰胺，平滑肌肉瘤用吉西他滨+达卡巴嗪，未分化多形性肉瘤用吉西他滨+多西他赛，恶性外周神经鞘膜瘤用异环磷酰胺+依托泊苷），与标准的表柔比星+异环磷酰胺（EI）方案对比，入组患者术前随机接受3个周期的EI标准方案化疗或根据组织学类型选择的方案化疗，两组患者5年OS率分别为76%和66%（$P=0.018$）[12]，提示术前采用EI方案更能使高风险软组织肉瘤患者生存获益。
EI	（3）为争取降期，联合化疗在新辅助化疗中值得推荐，但术前化疗方案须根据患者的一般情况、对化疗的耐受性和治疗意愿等因素综合制订。软组织肉瘤的化疗疗效与剂量强度密切相关，推荐剂量如下：多柔比星单药75 mg/m²，联合化疗时60 mg/m²，每3周为1个周期，不建议增加多柔比星剂量；异环磷酰胺单药8～12 g/m²，联合化疗时可考虑7.5 g/m²，每3周为1个周期

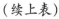

（续上表）

化疗方案	方案说明
曲贝替定（对于黏液样脂肪肉瘤）	一项关于高级别黏液样脂肪肉瘤的随机对照临床试验发现，曲贝替定术前化疗在无疾病进展生存（disease free survival，DFS）和 OS 方面不劣于表柔比星 + 异环磷酰胺，因此曲贝替定可作为四肢或躯干高级别黏液样脂肪肉瘤的标准 EI 的替代方案[13]

A：多柔比星；AI：多柔比星 + 异环磷酰胺；EI：表柔比星 + 异环磷酰胺。

（2）同步放化疗

专家共识

对于ⅢA 期（T2N0M0，G2/G3）或ⅢB 期（T3/4N0M0，G2/G3）的肢体或躯干非特指型软组织肉瘤患者，术前可选择含蒽环类方案化疗同步放疗，但须注意骨髓抑制和术后伤口愈合的管理。

EI 方案化疗同步放疗。一项单臂、多中心Ⅱ期临床试验评估了术前 EI 方案化疗同步联合超低分割放疗（8 次 28 Gy）对于肿瘤最大直径 >5 cm 的中、高级别软组织肉瘤（ⅢA/B 期）的病理学缓解率[14]。在 25 例患者中，16 例患者（64%）完成了所有化疗周期，21 例患者（84%）发生了 4 级毒性。20% 的患者出现需要手术的术后伤口并发症。病理性坏死率≥95% 的发生率为 40%。2 年总生存率和无病生存率分别为 84% 和 62%。采用这种高强度的放化疗方案，≥95%的病理性坏死率发生率较高。另一项针对肿瘤最大直径≥5 cm的高级别深部软组织肉瘤（ⅢA/B期）的Ⅲ期随机对照临床研究，探索了EI术前化疗联合或不联合放疗的可行性[15]。在入组的303例可分析患者中，152例患者接受了术前3个周期的EI方案化疗同步放疗，另151例患者术前仅接受EI方案化疗。分别有61.4%、22.4%、23.8%的患者出现4级白细胞减少、3级及以上贫血和3级及以上血小板减少，其中同步放化疗组分别为66.4%、24.3%、31.6%，单独化疗组分别为56.3%、20.5%、15.9%。总共有13.5%的患者出现了伤口并发症（同步放化疗组为17%，单纯化疗组为10%）。这表明，尽管可能观察到4级血小板减少的增加和伤口并发症的有限增加，但术前EI方案化疗同步放疗依然是安全、可行的。

MAID方案化疗同步放疗。RTOG 9514研究[16]针对肿瘤直径≥8 cm的肢体或躯体高级别软组织肉瘤患者，探索了术前3个周期的MAID（美司钠＋多柔比星＋异环磷酰胺＋达卡巴嗪）方案化疗同步放疗（放疗分2个阶段，分别在MAID化疗的第1个和第2个周期结束后3天开始放疗），以及术后3个周期的MAID方案辅助化疗的疗效和安全性。该项研究共入组了66例患者，其中64例患者可进行疗效分析。结果发现，79%的患者完成了术前化疗，59%的患者完成了所有计划的术前和术后化疗，89%的患者完成了术前放疗；13/59例（22%）患者获得部分缓解（partial response，PR），61例患者接受手术治疗；3年无病生存率、无远处疾病生存率和总生存率分别为56.6%、64.5%和75.1%；3例（5%）患者发生了致死性5级毒性反应（骨髓增生异常 2 例，感染 1 例）；53 例（83%）患者发生 4 级不良反应，其中 78% 的患者发生了 4 级血液学不良反应，19% 的患者发生了 4 级非血液学不良反应。对中位随访时间为 7.7 年的存活患者的随访发现，其 5 年无病生存率、无远处转移生存率和总生存率分别为 56.1%、64.1% 和 71.2%[17]。另一项研究采用同样的术前同步放化疗方案，MAID 组中位随访时间为 9.3 年，历史对照组中位随访时间为 13.2 年，MAID 组和历史对照组患者的 7 年疾病特异性生存率分别为 81% 和 50%（$P = 0.004$）、总生存率分别为 79% 和 45%（$P = 0.003$）[18]。

（3）同步放化疗联合靶向治疗

专家共识

对于不可切除的非特指型软组织肉瘤患者，术前同步放化疗联合抗血管生成靶向药物治疗并未提高其生存率，且同步放化疗联合抗血管生成靶向药物治疗具有较高的不良反应发生率，还需进一步的临床试验探索，因此暂不推荐术前同步放化疗联合抗血管生成靶向药物治疗。

ARST1321 研究[19]比较了 AI 方案化疗同步放疗联合或不联合培唑帕尼新辅助治疗不可切除软组织肉瘤的病理学缓解率，81 例入组患者术前采用 4 个周期 AI 方案化疗同步放疗（同步放疗时未给予阿霉素）的诱导治疗，随机到培唑帕尼组的 42 例患者同步放化疗的同时接受培唑帕尼（成人:600 mg，每天 1 次；<18 岁：350 mg/m²，每天 1 次）治疗。在计划的第二次中期分析中有 42 名可评估患者，培唑帕尼组的 24 例患者中有 14 例（58%）发生≥90% 的病

理反应，对照组的 18 例患者中有 4 例（22%）发生 ≥90% 的病理反应，患者组间差异为 36.1%。培唑帕尼组最常见的 3—4 级不良事件（adverse event，AE）是白细胞减少（37 例中有 16 例，占比 43%）、中性粒细胞减少（15 例，占比 41%）和发热性中性粒细胞减少（15 例，占比 41%）。对照组最常见的 3—4 级不良事件是中性粒细胞减少（35 例中有 3 例，占比 9%）和发热性中性粒细胞减少（3 例，占比 9%）。培唑帕尼组 37 例患者中，有 22 例（59%）发生与培唑帕尼相关的严重不良事件。2023 年，ARST1321 研究更新了中位随访时间为 3.3 年的随访结果，同步放化疗联合培唑帕尼组和对照组的 3 年无事件生存率分别为 52.5% 和 50.6%（$P = 0.8677$）、3 年总生存率分别为 75.7% 和 65.4%（$P = 0.1919$）[20]。虽然在新辅助放化疗中加入培唑帕尼提高了接近完全缓解的病理反应率，但两种方案之间的生存结局没有统计学上的显著差异。

（4）化疗联合靶向治疗

> **专家共识**
>
> 术前化疗联合抗血管生成靶向药物治疗尚缺乏足够的证据支持，可推荐患者参加术前化疗联合靶向治疗临床试验。

一项研究评估了阿霉素 + 异环磷酰胺联合安罗替尼对化疗敏感的不可切除软组织肉瘤的新辅助转化治疗的安全性和疗效[21]。入组患者术前接受 4 个周期的安罗替尼联合 AI 方案新辅助治疗，在入组的 28 例患者中，总体客观缓解率（objective response rate，ORR）为 28.57%，疾病控制率

（disease control rate，DCR）为 100%。共 24 例患者接受手术，保肢率和 R0 切除率分别为 91.67%（22/24）和 87.50%（21/24）。在中位随访时间为 23.5 个月的随访中，平均无进展生存期（progression free survival，PFS）和无复发生存期（relapse free survival，RFS）分别为 21.70 个月和 23.97 个月。67.87% 的患者出现 3 级以上 AE，主要是白细胞减少、高血压和手 - 足综合征。另一项 Ⅱ 期研究评估了多柔比星脂质体联合安罗替尼在局部晚期软组织肉瘤新辅助治疗的安全性和疗效[22]，患者术前接受 2～4 个周期安罗替尼联合多柔比星脂质体方案新辅助治疗，在入组的 45 例患者中，29 例患者至少经 1 次影像评估，按 Choi 标准的 ORR 和 DCR 分别为 62.1% 和 100%。39 例（86.67%）患者行根治性切除，其中，33 例（84.62%）患者为 R0 切除，39 例（100%）患者均为保肢手术。在中位随访时间为 11.47 个月的随访中，中位 OS 未达到，1 年 OS 率为 84.23%；中位 PFS 为 14.19 个月，1 年 PFS 率为 62.11%。最常见 AE 为口腔黏膜炎（19 例，42.22%）、蛋白尿（13 例，28.89%）及中性粒细胞减少（12 例，26.67%），3 级、4 级 AE 发生率为 28.89%。多柔比星脂质体联合安罗替尼治疗局部晚期软组织肉瘤具有良好的疗效和可接受的不良反应，为该患者群体提供了潜在的治疗选择。

一项 Ⅰb/Ⅱ 期临床试验评估了吉西他滨 + 多西他赛联合培唑帕尼新辅助治疗肢体软组织肉瘤的安全性和病理反应率[23]，入组患者术前接受 4 个周期的新辅助治疗，在入组的 5 例患者中，2 例患者完成 4 个周期术前新辅助治疗（1 例患者接受了手术，1 例患者反应不佳接受其他治疗），

3 例患者因毒性而停止治疗，3 级不良事件包括高血压、疲劳、天冬氨酸转氨酶（aspartate transaminase，AST）或丙氨酸转氨酶（alanine transaminase，ALT）升高、声音嘶哑和骨髓毒性。5 例患者 ORR 为 0，4 例患者接受手术，仅 1 例患者出现 ≥90% 的病理反应率。这提示吉西他滨＋多西他赛联合培唑帕尼新辅助治疗具有明显毒性，疗效欠佳。

3. 软组织肉瘤患者术前靶向治疗

专家共识

术前放疗联合抗血管生成靶向药物治疗的临床研究数据有限，可推荐患者参加术前放疗联合抗血管生成靶向药物治疗临床研究。

培唑帕尼同步放疗。一项 II 期研究探索了培唑帕尼联合放疗新辅助治疗高风险、局限性软组织肉瘤患者的疗效和安全性[24]。患者于新辅助放疗前 1 周至放疗结束时进行培唑帕尼（800 mg，每天 1 次）治疗，主要终点是病理学完全缓解（pathologic complete response，pCR）。结果显示，在 25 例入组患者中，5 例（20%）患者出现 pCR。17 例（68%）患者在新辅助治疗期间出现 3 级及以上毒性反应，其中最常见的是 ALT 升高、AST 升高和高血压。5 例（20%）患者术后出现 3 级及以上急性毒性反应，其中以伤口感染最为常见。所有患者均完成了完整的放疗方案并接受了手术治疗。9 例（36%）患者因转氨酶升高而在完成前停药，2 例（8%）患者因高血压而短暂停药。该研究没有达到预定的疗效终点（30% pCR），但观察到单独新辅助放疗后 pCR 率较历史 pCR 率增加了 1 倍以上,值得进一步研究。

索拉非尼同步放疗。一项 I / II 期临床试验探索了术前联合使用索拉非尼和放疗治疗肢体软组织肉瘤的安全性和疗效,入组的 8 例患者中有 3 例观察到 pCR,主要不良反应包括皮疹、贫血、肛周脓肿和伤口并发症[25]。

贝伐珠单抗同步放疗。一项 II 期研究探索了贝伐珠单抗同步放疗新辅助治疗高风险软组织肉瘤的安全性和疗效,发现贝伐珠单抗同步放疗的 20 例患者中有 9 例(45%)患者出现超过 80% 的病理性坏死,3 例患者出现完全性病理反应。中位随访 20 个月后,仅有 1 例患者出现局部复发[26]。结果表明,贝伐珠单抗可提高放疗治疗软组织肉瘤的疗效,并可能降低局部复发率。

专家共识

对于晚期或局部复发隆突性皮肤纤维肉瘤患者,术前可推荐行伊马替尼治疗。

一项多中心 II 期临床试验评估了伊马替尼在晚期或局部复发隆突性皮肤纤维肉瘤(dermatofibrosarcoma protuberans)新辅助治疗中的疗效和安全性[27]。16 例患者接受每天 1 次 600 mg 的伊马替尼治疗,其中 14 例患者可进行疗效评估,中位肿瘤缩小:31.5%,完全缓解(complete response,CR):7.1%,PR:50.0%,疾病稳定(stable disease,SD):35.7%,疾病进展(progressive disease,PD):7.1%。经伊马替尼中位治疗 3.1 个月后,13 例患者

进行了手术。伊马替尼的治疗不良反应主要是恶心、呕吐、疲乏和外周水肿，大多是1—2级。应用伊马替尼新辅助治疗对于隆突性皮肤纤维肉瘤有效且耐受性良好。

4. 软组织肉瘤患者术前免疫治疗

专家共识

对于不可切除的未分化多形性肉瘤患者，术前可推荐行放疗联合免疫检查点抑制剂治疗。

一项随机、非对照Ⅱ期试验探索了新辅助放疗联合纳武利尤单抗或纳武利尤单抗＋伊匹木单抗治疗未分化多形性肉瘤的病理学反应（以术后组织标本玻璃样变百分比评价），发现入组的10例未分化多形性肉瘤患者病理学反应率总体为89%，纳武利尤单抗组（6例，病理学反应率为90%）和纳武利尤单抗＋伊匹木单抗组（4例，病理学反应率为61.5%）具有相似的病理学反应率；按实体瘤疗效评价标准（Response Evaluation Criteria in Solid Tumors Version 1.1，RECIST V.1.1）评估的ORR为20%，2年无复发生存率和总生存率分别为78%和90%[28]。

另一项国际多中心、随机、对照Ⅱ期研究评估了新辅助放疗联合或不联合帕博利珠单抗在Ⅲ期未分化多形性肉瘤和多形性/去分化脂肪肉瘤治疗中的疗效和安全性。该项研究纳入了143例患者，其中未分化多形性肉瘤患者占85%，64%的患者的法国国立癌症中心联合会（Fédération Nationale des Centres de Lutte Contre Le Cancer，FNCLCC）

组织学分级为 3 级。结果发现，与单纯新辅助放疗相比，新辅助放疗联合帕博利珠单抗及术后帕博利珠单抗辅助治疗能显著延长患者的无病生存期（2 年无病生存率分别为53% 和70%），但在局部无复发生存期、远处无病生存期和总生存期方面，两组暂时无显著差异[29]。

三、软组织肉瘤术后化疗

1. 软组织肉瘤患者术后化疗适应证

专家共识

术后化疗适应证主要包括：①未分化小圆细胞肉瘤；②非多形性横纹肌肉瘤；③化疗敏感的Ⅲ期软组织肉瘤；④具有包括肿瘤位置深、肿瘤累及周围血管、包膜不完整或突破间室、FNCLCC分级为G3级、局部复发二次切除术等高危因素的化疗敏感的Ⅱ期软组织肉瘤；⑤在非肿瘤治疗中心或软组织肿瘤治疗中心进行过非计划手术且对化疗敏感的软组织肉瘤。

术后辅助化疗旨在消灭亚临床病灶、减少远处转移和复发风险、提高患者生存率。术后辅助化疗可改善未分化小圆细胞肉瘤、非多形性横纹肌肉瘤患者的总生存期[30-31]，推荐未分化小圆细胞肉瘤、非多形性横纹肌肉瘤患者术后接受辅助化疗。非特指型软组织肉瘤的辅助化疗一直存在争议。欧美国家的研究提示，Ⅲ期软组织肉瘤患者接受辅助化疗后 OS 可从 51.3 个月提升至 82.7 个月（$P < 0.01$）[32]，而 FNCLCC G3 级患者也可从辅助化疗中获益：5 年无远处转移生存率由 49% 提高至 58%，5 年 OS 率

也从 45% 提高至 58%[33]。因此，对于Ⅲ期化疗敏感患者，推荐术后辅助化疗。Ⅱ期化疗敏感患者具有以下高危因素者也推荐术后辅助化疗：肿瘤位置深、肿瘤累及周围重要血管、包膜不完整或突破间室、FNCLCC 分级为 G3 级、局部复发二次切除术等。

2. 软组织肉瘤患者术后化疗方案及化疗时长

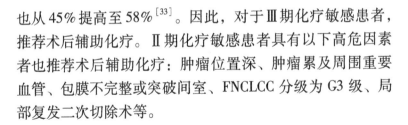

专家共识

术后化疗宜在伤口愈合后尽早开始，选择含多柔比星和异环磷酰胺的方案化疗；应根据病理组织学亚型和患者的具体情况，综合确定治疗疗程。

未分化小圆细胞肉瘤术后建议行辅助化疗，术前选择 VDC/IE 方案者，术后维持原方案，与术前化疗一起共计 49 周[5]。若术前选择 VAIA 或 EVAIA 方案，术后可维持原方案，推荐术前术后共完成 14 个周期化疗[9]。非多形性横纹肌肉瘤患者术后辅助化疗推荐按危险度分级制订化疗方案，具体同新辅助化疗。EORTC 62931 研究[34]随机选择入组的Ⅱ—Ⅲ级软组织肉瘤患者接受 5 个周期的术后多柔比星和异环磷酰胺方案辅助化疗或术后观察，发现术后多柔比星和异环磷酰胺方案辅助化疗未能改善患者的 OS 和 RFS。这一阴性结果可能与该研究采用较低的异环磷酰胺剂量、未限制肿瘤部位和大小等有关。一项针对入组复发或肿瘤直径≥5 cm 的高级别软组织肉瘤患者的研究[35]，将患者经局部治疗（手术、放疗）后随机分组，对照组进行观察随访，治疗组接受 5 个周期的表柔比星＋异环磷酰胺

（EI）方案辅助化疗，结果显示治疗组的中位 DFS 为 48 个月，对照组为 16 个月（$P=0.04$）；治疗组和对照组的中位 OS 分别为 75 个月和 46 个月（$P=0.03$）。对于 OS，化疗的绝对获益在 2 年时为 13%，在 4 年时增加到 19%（$P=0.04$）。EI 方案辅助化疗能显著延长高危肢体软组织肉瘤患者的 DFS 和 OS。非特指型软组织肉瘤的辅助化疗建议伤口愈合后尽快开始，共完成 4～6 个周期的 AI/EI/A 方案[36]，但是否选择联合治疗，以及治疗疗程，需要根据患者的具体情况及意愿，综合制订治疗方案。

一项单中心、双盲、随机、对照 II 期临床试验[37]评估了安罗替尼在完全切除的高级别软组织肉瘤患者中辅助治疗的价值，入组的 88 例患者按 1:1 随机分至安罗替尼组或安慰剂组，接受 6 个周期辅助治疗，主要研究终点为 1 年、2 年无病生存期（DFS）。结果显示，安罗替尼组 1 年和 2 年的 DFS 率分别为 88% 和 77%，安慰剂组为 64% 和 58%。与安慰剂组相比，安罗替尼组患者疾病复发风险降低（$HR\ 0.47$，$P=0.0445$）。中位 DFS 尚未达到。安罗替尼治疗不良事件大多为 1—2 级，其中 2 例患者因蛋白尿/血尿、1 例患者因继发性手术伤口愈合不良而停用安罗替尼。研究结果表明，安罗替尼可以降低完全切除的高级别软组织肉瘤患者的疾病复发风险，毒性可耐受。

四、晚期不可切除软组织肉瘤的内科治疗

姑息化疗是指针对复发或转移、不能手术完全切除的患者所采取的化疗，旨在使肿瘤缩小、稳定，减轻症状、延长生存期、提高生活质量。考虑到软组织肉瘤的多样性、异质性和化疗的较大不良反应，姑息化疗方案需要在指南和循证基础上个体化制订。

1. 晚期不可切除软组织肉瘤患者的一线内科治疗

（1）一线化疗

专家共识

对于晚期不可切除的尤因肉瘤等未分化小圆细胞肉瘤患者，一线化疗可推荐 VDC/IE 交替方案、VDC 方案或 VAIA 方案；对于 *EWSR1* - 非 *ETS* 家族基因融合圆细胞肉瘤和 *CIC* 重排肉瘤患者，一线治疗也可以推荐参加临床试验。

研究显示，晚期不可切除的尤因肉瘤采用多药联合化疗在客观缓解率方面更具优势，但不能改善 OS[5,9]。但考虑到联合方案具有较高的客观缓解率，对疗效较好且潜在可切除的患者仍建议多药联合方案化疗。一项回顾性分析发现，*BCOR*∷*CCNB3* 融合肉瘤的 5 年总生存期与尤因肉瘤相似，采用尤因肉瘤的术前化疗方案治疗的 9 例 *BCOR*∷ *CCNB3* 融合肉瘤患者中有 7 例患者手术标本中检测到病理

反应，提示该类型患者对于尤因肉瘤的化疗方案有较好的反应[38]。因此，对于转移性尤因肉瘤或 *BCOR*∶∶*CCNB3* 融合肉瘤，一线姑息化疗推荐 VDC/IE 交替方案、VDC 方案或 VAIA 方案，部分化疗效果好的患者仍可以采用手术或放疗方法消灭残留病灶，参照围手术期化疗方案，至少完成 12～14 个周期的化疗。对于晚期非尤因未分化小圆细胞肉瘤的化疗，目前相关循证证据少，特别是对于化疗相对不敏感的 *EWSR1*－非 *ETS* 家族基因融合圆细胞肉瘤和 *CIC* 重排肉瘤[39]，建议患者参加临床试验。

> **专家共识**
>
> 对于晚期不可切除非多形性横纹肌肉瘤患者，一线化疗推荐 VAC/VI/VDC/IE 交替方案。

对于转移性非多形性横纹肌肉瘤患者，化疗证据多来源于儿童，成人患者缺少前瞻性临床试验证据，化疗方案应按照高危组选择 VAC/VI/VDC/IE 交替方案，获得完全缓解后 4～6 个周期可考虑停药，总疗程超过 12 个周期时可考虑个体化调整方案。部分化疗效果好的患者仍可以采用手术或放疗方法消灭残留病灶。

> **专家共识**
>
> 对于化疗敏感或中度敏感的晚期不可切除非特指型软组织肉瘤患者，一线化疗推荐 A 方案、AI 方案或 MAID 方案，不推荐提高化疗药物剂量。对于晚期平滑肌肉瘤患者，一线化疗也可推荐多柔比星＋达卡巴嗪（AD）方案。

对于转移性非特指型软组织肉瘤患者，多柔比星和异环磷酰胺是基础药物，EORTC 62012 研究[40]提示多柔比星+异环磷酰胺（AI）方案一线治疗晚期非特指型软组织肉瘤的有效率远高于多柔比星（A）单药（分别为 26% 和14%，$P < 0.0006$），中位 PFS 也远高于单药 A 组（分别为7.4 个月和 4.6 个月，$P = 0.003$），但两组的 OS 没有明显统计学差异（分别为 14.3 个月和 12.8 个月，$P = 0.076$），分层分析发现除了未分化多形性肉瘤，其他病理亚型软组织肉瘤都没有 OS 获益。一项Ⅲ期随机对照临床研究比较了多柔比星+达卡巴嗪（AD）与美司钠+多柔比星+达卡巴嗪+异环磷酰胺（MAID）一线治疗晚期骨与软组织肉瘤的疗效[41]，发现 MAID 方案的 ORR 显著高于 AD 方案（分别为 32% 和 17%，$P < 0.005$），中位疾病进展时间也显著延长（分别为 6.1 个月和 3.9 个月，$P < 0.02$）。另一项Ⅲ期对照临床研究则显示，将多柔比星剂量由 50 mg/m² 提高到75 mg/m² 后未能带来生存获益[42]。因此，转移性非特指型软组织肉瘤一线姑息性化疗可以个体化选择 A 方案、AI 方案或 MAID 方案，不推荐提高化疗药物剂量。对于晚期平滑肌肉瘤，一项回顾性研究比较了多柔比星+达卡巴嗪（AD）、多柔比星+异环磷酰胺（AI）和多柔比星（A）单药一线治疗晚期/转移性平滑肌肉瘤的疗效[43]，发现 3 种方案的中位 PFS 分别为 9.2 个月、8.2 个月和 4.8 个月，ORR分别为 30.9%、19.5% 和 25.6%，中位 OS 分别为 36.8 个月、21.9 个月和 30.3 个月，AD 方案在 ORR、PFS 和 OS方面均表现出较好的优势，因此晚期平滑肌肉瘤一线化疗推荐 AD 方案。另一项随机、多中心、开放标签、优效性

Ⅲ期临床试验[44]，比较了多柔比星单药与多柔比星联合曲贝替定一线治疗晚期不可切除子宫或软组织平滑肌肉瘤的疗效和安全性，结果显示多柔比星＋曲贝替定组的中位PFS显著优于多柔比星单药组，分别为12.2个月和6.2个月（$HR\ 0.41$，$95\%\ CI\ 0.29\sim0.58$，$P<0.0001$）。与多柔比星单药组相比，多柔比星＋曲贝替定组3—4级中性粒细胞减少（分别为80%和13%）、发热性中性粒细胞减少（分别为28%和9%）及严重不良事件（serious adverse event，SAE）的发生率（分别为20%和12%）均明显增多。

（2）一线化疗联合靶向治疗

专家共识

> 支持晚期非特指型软组织肉瘤患者一线治疗使用化疗联合抗血管生成靶向药物治疗的数据有限。因此，建议参与一线化疗联合抗血管生成靶向药物治疗临床试验。

一项安罗替尼联合表柔比星治疗后安罗替尼维持治疗用于晚期软组织肉瘤患者一线治疗的单臂Ⅱ期临床研究结果显示[45]，中位PFS为11.5个月，ORR为13.33%，DCR为80.0%。最常见的3级以上不良事件（AE）是贫血（10.0%）、发热性中性粒细胞减少（33.3%）、甲状腺功能减退（3.3%）和白细胞减少（3.3%）。目前，基于该研究结果的多中心、随机对照Ⅲ期临床试验正在国内开展。另一项安罗替尼联合表柔比星/多柔比星脂质体＋异环磷酰胺方案治疗后安罗替尼维持治疗作为晚期软组织肉瘤的一线治疗的Ⅱ期临床试验结果显示[46]，ORR和DCR分别为

31. 03%和82. 76%，中位 PFS 为6. 9个月，最常见的3级以上 AE 是白细胞减少症（11. 54%）和血小板减少症（7. 69%）。这提示安罗替尼联合蒽环类＋异环磷酰胺方案治疗后安罗替尼维持治疗在晚期软组织肉瘤一线治疗中显示出较好的疗效。一项双盲、安慰剂对照Ⅲ期临床试验探索了在吉西他滨＋多西他赛（GD）的基础上联合贝伐珠单抗是否能增加子宫平滑肌肉瘤（uLMS）的无进展生存期[47]，结果显示：GD 方案联合贝伐珠单抗对比 GD 联合安慰剂的 PFS 分别为4. 2个月和6. 2个月，OS 分别为23. 3个月和26. 9个月，ORR 分别为35. 8%和31. 5%。由于 GD 方案联合贝伐珠单抗用于一线治疗转移性 uLMS 未能改善 PFS、OS 或 ORR，试验提前终止。

（3）一线化疗联合免疫治疗

专家共识

晚期非特指型软组织肉瘤患者可推荐参加一线化疗联合免疫检查点抑制剂治疗临床试验。

一项开放标签的Ⅰb/Ⅱ期试验评估了阿霉素联合抗 PD-L1抗体度伐利尤单抗在转移/复发软组织肉瘤患者中的疗效和安全性[48]，在41例可评估患者中，1例（2. 4%）达到 CR，12例（29. 3%）达到 PR，ORR 为31. 7%。中位 PFS 为8. 2个月，中位 OS 为24. 1个月。治疗相关的3级或4级不良事件发生在中性粒细胞减少（$n = 23$，53. 4%）、血小板减少（$n = 6$，13. 9%）和贫血（$n = 5$，11. 6%）。一项Ⅱ期临床研究评估了信迪利单抗联合阿霉素＋异环磷酰胺后信迪利单抗维持用于一线治疗晚期未分化多形性肉瘤（undifferentiated pleomorphic sarcoma，UPS）、滑膜肉瘤（SS）、黏液样脂肪肉瘤（MLPS）和去分化脂肪肉瘤（DDLPS）患者的疗效和安全性[49]，在 41 例可评估的患者中，ORR 为 68.3%（28/41），包括 7 例（共 8 例，占比为 87.5%）UPS 患者，13 例（共 20 例，占比为 65.0%）SS 患者，3 例（共 3 例，占比为 100%）MLPS 患者和 5 例（共 10 例，占比为 50%）DDLPS 患者；中位 PFS 和 OS 分别为 9.0 个月和 19.9 个月。最常见的 3 级及以上不良事件是白细胞减少（50.0%）、中性粒细胞减少（45.7%）、血小板减少（21.7%）、贫血（21.7%）和发热性中性粒细胞减少（21.7%）。研究结果表明，信迪利单抗联合 AI 一线治疗 UPS、SS、MLPS 和 DDLPS 有良好的疗效和安全性。ImmunoSarc2 研究探索了纳武利尤单抗联合阿霉素和达卡巴嗪后纳武利尤单抗维持治疗用于一线治疗晚期平滑肌肉瘤的疗效和安全性[50]，在 16 例可评估疗效的患者中，9 例 PR（56.2%）、6 例 SD（37.5%）、1 例 PD（6.3%），中位 PFS 为 8.67 个月。3—4 级不良事件为中性粒细胞减少（20%）、贫血（10%）、发热性中性粒细胞减少、虚弱和 γ-谷氨酰转移酶升高（各 5%）。该结果表明，纳武利尤单抗联合阿霉素和达卡巴嗪一线治疗晚期 LMS 取得令人鼓舞的疗效。一项 I/II 期临床研究评估了派安普利单抗联合安罗替尼和表柔比星后派安普利单抗联合安罗替尼维持治疗用于一线治疗转移性或不可切除的局部晚期软组织肉瘤的安全性和有效性[51]，在纳入的 32 例患者中，病理类型包括脂肪肉瘤（liposarcoma，LPS）（n = 15）、未分化肉瘤（n =

4)、平滑肌肉瘤（$n = 5$）、血管肉瘤（$n = 3$）、纤维肉瘤（$n = 2$）等，中位 PFS 为 10.55 个月，12 个月 OS 率为 92.64%。共有 24 例可评估疗效，患者的 ORR 为 12.50%，DCR 为 68.75%。3 级治疗相关不良事件发生率为 31.25%。派安普利单抗联合安罗替尼和表柔比星后派安普利单抗联合安罗替尼维持治疗作为局部晚期软组织肉瘤的一线治疗具有较好的抗肿瘤活性。最近报道了一项将阿霉素与泽弗利单抗（Zalifrelimab，抗 CTLA-4 抗体）和巴替利单抗（Balstilimab，抗 PD-1 抗体）联合作为一线和二线治疗晚期转移性软组织肉瘤的Ⅱ期试验结果[52]，该试验入组了 28 例既往没有接受过阿霉素或免疫检查点抑制剂治疗的患者。研究分两个阶段：第一阶段的患者先给予 1 个周期的泽弗利单抗和巴替利单抗，第 2 个治疗周期开始联合阿霉素；第二阶段的患者在第 1 个治疗周期就联合使用泽弗利单抗、巴替利单抗和阿霉素，总体 ORR 为 36%，DCR 为 86%，缓解时间（duration of response，DOR）为 12.8 周。第一阶段患者与第二阶段患者相比，有更好的 6 个月 PFS 率（分别为 56.3% 和 25%）、ORR（分别为 56% 和 8.3%）和 DCR（分别为 94% 和 75%）。

（4）一线靶向治疗

专家共识

不能耐受化疗（如高龄、有化疗禁忌证）的晚期不可切除软组织肉瘤没有公认的治疗方案，一线治疗可考虑使用抗血管生成靶向药物，如培唑帕尼、安罗替尼等。

一项Ⅱ期临床研究评估了培唑帕尼作为不适合化疗的

不可切除或转移性软组织肉瘤患者的一线治疗的疗效和安全性[53]，主要研究终点是 16 周时的临床获益率（clinical beneficial rate，CBR）。该研究共入组了 56 例受试者，中位 PFS 为 3.67 个月，中位 OS 为 14.16 个月，CBR 为 39.29%（22/56）。最常见的 1—2 级不良事件是腹泻、恶心和疲劳，最常见的 3—4 级不良事件是高血压和肝功能异常。结果表明，对于不适合化疗的晚期软组织肉瘤患者使用培唑帕尼一线治疗可获益。另一项单臂、多中心Ⅱ期临床试验评估了安罗替尼一线治疗不适合化疗的软组织肉瘤患者的疗效和安全性[54]，主要终点为 PFS。在入组的 40 例患者中，主要病理亚型包括脂肪肉瘤（28.2%）、未分化多形性肉瘤（12.8%）、滑膜肉瘤（10.3%）、平滑肌肉瘤（10.3%）和恶性外周神经鞘膜瘤（10.3%），中位 PFS 为 6.83 个月，中位 OS 为 27.40 个月，1 例患者达到部分缓解，26 例患者疾病稳定，DCR 为 67.5%。脂肪肉瘤患者的中位 PFS 和 OS 分别为 8.71 个月和 16.23 个月。3 级以上不良事件主要是高血压（15.0%）和蛋白尿（7.5%）。安罗替尼可作为不适合化疗的晚期软组织肉瘤一线治疗选择。

一项随机、对照Ⅱ期临床研究[55]探索了培唑帕尼在晚期不可手术切除的老年（年龄 ≥60 岁）软组织肉瘤患者一线治疗中的疗效是否与阿霉素相当，研究采用 2∶1 随机分组，其中培唑帕尼组 81 例，阿霉素组 39 例，中位年龄为 71 岁（60～88 岁）。培唑帕尼组和阿霉素组的客观有效率分别为 12.3% 和 15.4%，两组 PFS 分别为 4.4 个月和 5.3 个月（HR 1.00；95% CI 0.65～1.53），OS 分别为 12.3 个月和 14.3 个月，均无明显差异；阿霉素组有更高比例的

4 级中性粒细胞减少和发热性中性粒细胞减少发生。结果表明，在 60 岁及以上晚期软组织肉瘤患者使用培唑帕尼一线治疗的疗效不低于阿霉素。因此，培唑帕尼可作为 60 岁及以上软组织肉瘤患者一线治疗的一种可能的治疗选择。

专家共识

　　腺泡状软组织肉瘤一线治疗推荐安罗替尼、培唑帕尼或舒尼替尼；透明细胞肉瘤一线治疗推荐安罗替尼、培唑帕尼或舒尼替尼；ALK 融合的炎性肌纤维母细胞瘤一线治疗推荐克唑替尼或塞瑞替尼等 ALK 抑制剂；恶性血管周上皮样细胞瘤（malignant perivascular epithelioid cell tumor, PEComa）一线治疗推荐白蛋白结合型西罗莫司、依维莫司或西罗莫司；隆突性皮肤纤维肉瘤一线治疗推荐伊马替尼；高分化/去分化脂肪肉瘤一线治疗推荐 CDK4/6 抑制剂哌柏西利、阿贝西利或安罗替尼；NTRK 融合肉瘤一线治疗推荐拉罗替尼或恩曲替尼；上皮样肉瘤一线治疗推荐他泽司他；恶性孤立性纤维性肿瘤（solitary fibrous tumor, SFT）一线治疗推荐贝伐珠单抗联合替莫唑胺、索拉非尼、舒尼替尼或培唑帕尼治疗。

　　在一项比较安罗替尼和安慰剂的随机对照、双盲、多中心 Ⅱb 期临床研究中[56]，对腺泡状软组织肉瘤（ASPS）的亚组分析显示，安罗替尼组和安慰剂组的 PFS 分别为 18.23 个月和 3 个月，安罗替尼对 ASPS 效果较为显著，PFS 延长了 15 个月。在一项回顾性研究中[57]，30 例 ASPS 接受培唑帕尼的患者，其中 13 例接受过其他抗血管生成药物，1 例 CR，7 例 PR，17 例 SD，中位 PFS 时间为 13.6 个月，提示培唑帕尼在 ASPS 也有一定的效果。另一项回顾性分析就舒尼替尼在 9 例 ASPS 中的疗效进行评价[58]，其中 5 例 PR，3 例 SD，1 例 PD，中位 PFS 为 17 个月。因 ASPS 对化疗不敏感，其一线治疗推荐安罗替尼、培唑帕尼或舒尼替尼。

透明细胞肉瘤是一种罕见的、对化疗不敏感的软组织肉瘤。在一项评价安罗替尼在一线化疗进展的晚期转移性软组织肉瘤的 II 期临床研究[59]中，共入组了 7 例透明细胞肉瘤，1 例获得 PR，中位 PFS 为 11 个月，中位 OS 为 16 个月。在另一项评价培唑帕尼在化疗不敏感的转移性软组织肉瘤的 II 期临床研究中[60]，有 1 例透明细胞肉瘤，经培唑帕尼治疗后疾病稳定，PFS 为 10.3 个月，OS 为 23.2 个月。在一项关于晚期转移性透明细胞肉瘤全身治疗的回顾性临床研究中[61]，10 例患者接受舒尼替尼治疗，ORR 为 30%，PFS 为 4 个月。鉴于安罗替尼和培唑帕尼分别获得国内和国外的软组织肉瘤治疗适应证，舒尼替尼对透明细胞肉瘤有较高的客观缓解率，因此透明细胞肉瘤一线治疗推荐安罗替尼、培唑帕尼或舒尼替尼。

约 50% 的炎性肌纤维母细胞瘤（inflammatory myofibroblastic tumor, IMT）存在 ALK 基因表达异常。克唑替尼为 ALK 抑制剂，可通过抑制 ALK 融合蛋白激酶的活性阻止 IMT 的发生发展。一项关于克唑替尼治疗 IMT 的 II 期前瞻性临床试验结果显示，在接受治疗的患者中，50% 的 ALK 阳性患者可获得客观缓解[62]。另一项研究表明，塞瑞替尼可作为使用克唑替尼后进展或有转移的、无法切除的、ALK 阳性的 IMT 治疗用药，ORR 为 70%[63]。因此，ALK 融合的炎性肌纤维母细胞瘤一线治疗推荐克唑替尼或塞瑞替尼。

恶性血管周上皮样细胞瘤（PEComa）被世界卫生组织认定为一种罕见间叶性肿瘤，最常见于内脏（尤其是胃肠道和子宫）、腹膜后和腹壁盆腔部位。对于晚期疾病患者，哺乳动物雷帕霉素靶蛋白（mammalian target of rapamycin, mTOR）信号传导异常活化提供了靶向治疗的科学依据。一项前瞻性、单臂的Ⅱ期临床研究探索了 mTOR 抑制剂白蛋白结合型西罗莫司治疗恶性 PEComa 的疗效和安全性[64]，在 31 例可评估疗效患者中，ORR 为 39%，中位缓解持续时间为 2.5 年，中位 PFS 为 10.6 个月，中位 OS 为 40.8 个月。9 例 *TSC2* 突变患者中有 8 例（89%）获得缓解，16 例无 *TSC2* 突变患者中有 2 例（13%）获得缓解。2014 年，一项接受西罗莫司或替西罗莫司治疗恶性 PEComa 患者的回顾性研究观察到患者对治疗有反应[65]，治疗的 PEComa 患者有 10 例，其中 9 例接受西罗莫司，1 例接受替西罗莫司，有 5 例 PR（50%）、1 例 SD（10%）、1 例 PD（10%）。2021 年 11 月，美国食品药品监督管理局（Food and Drug Administration, FDA）批准白蛋白结合型西罗莫司用于进展期不可切除或转移性 PEComa 的治疗。作为一种 mTOR 抑制剂，依维莫司在恶性 PEComa 的治疗也有成功的病例报道[66]。因此，恶性 PEComa 一线治疗推荐白蛋白结合型西罗莫司、依维莫司或西罗莫司。

大于 90% 的隆突性皮肤纤维肉瘤有 17 号染色体的 *COL1A1* 基因和 22 号染色体的 *PDGFB* 基因融合从而导致 PDGFRB 通路的过度活化，这提示隆突性皮肤纤维肉瘤患者有可能从相应靶点的靶向治疗中获益。2 个来自 EORTC

和 SWOG 的Ⅱ期临床试验结果显示[67]，伊马替尼治疗晚期或转移性隆突性皮肤纤维肉瘤患者中，46%出现部分缓解，中位进展时间为 1.7 年，1 年 OS 率为 87.5%。因此，推荐伊马替尼一线治疗用于晚期隆突性皮肤纤维肉瘤。

选择性细胞周期蛋白依赖性激酶 4/6（CDK4/6）是细胞周期的关键调节因子，能够触发细胞周期从生长期向 DNA 复制期的转变。然而，很大部分高分化脂肪肉瘤（well differentiated liposarcoma，WDLPS）和去分化脂肪肉瘤存在 *CDK4* 基因过度活跃，这一发现提示阻断 CDK4/6 扩增可以抑制肿瘤的异常增殖，从而起到抗肿瘤作用。一项关于哌柏西利治疗高分化脂肪肉瘤/去分化脂肪肉瘤的Ⅱ期临床试验结果显示[68]，超过 50%的患者的 PFS 可延长超过 12 周，整体 PFS 达到 18 周，其中 1 例患者在治疗期间获得部分缓解，3—4 级不良事件包括贫血（17%）、血小板减少（30%）、中性粒细胞减少（50%）和发热性中性粒细胞减少（3%）。阿贝西利也是一种 CDK4 抑制剂，一项Ⅱ期研究[69]入组的 29 例可评估疗效患者中，12 周 PFS 率为 75.9%，中位 PFS 为 30 周，ORR 为 6.9%。因此，高分化脂肪肉瘤/去分化脂肪肉瘤一线治疗可推荐哌柏西利或阿贝西利。在安罗替尼治疗不可切除或转移性高分化脂肪肉瘤/去分化脂肪肉瘤方面，一项回顾性研究显示，12 例患者接受安罗替尼一线治疗后，中位 PFS 为 27.9 周，24 周 PFS 率为 58.8%，中位 OS 为 56.6 周，DCR 为 64.7%。因此，高分化脂肪肉瘤/去分化脂肪肉瘤一线治疗也可推荐安罗替尼。

一项拉罗替尼针对 NTRK 融合、标准治疗失败的不能手术或转移性实体瘤的 Ⅰ／Ⅱ 期临床试验[70]，纳入了 21 例软组织肉瘤患者，其中 7 例为婴儿型纤维肉瘤。研究结果表明，拉罗替尼对有 NTRK 融合软组织肉瘤患者的 ORR 为 75%，而且缓解持续时间较长，1 年后 71% 的患者持续缓解，到临床试验截止时，中位总生存期和无进展生存期尚未达到，并且副反应轻微，大部分药物相关不良反应为 1 级。另一种 NTRK 抑制剂恩曲替尼在 TRK 融合阳性肉瘤患者中也显示出令人鼓舞的抗肿瘤活性[71]。由此可见，拉罗替尼和恩曲替尼对 NTRK 融合的软组织肉瘤具有显著而持久的疗效，并且已被美国 FDA 批准用于治疗具有 NTRK 融合的成人和儿童晚期软组织肉瘤患者。因此，NTRK 融合的软组织肉瘤一线治疗推荐拉罗替尼或恩曲替尼。

SWI/SNF 复合物关键亚基 INI1（SMARCB1/INI1）蛋白在 90% 的上皮样肉瘤患者中存在表达缺失。而 SMARCB1/INI1 蛋白的丢失可导致组蛋白甲基化转移酶（EZH2）的异常激活，驱动组蛋白甲基化和部分基因沉默，促进肿瘤发生发展。在一项 Ⅱ 期临床试验中，观察到 15% 的上皮样肉瘤患者对 EZH2 抑制剂他泽司他（tazemetostat）治疗有反应，其中 67% 的患者疗效可持续至少 6 个月，且不良反应较小[72]。基于此研究，他泽司他于 2020 年 1 月在美国被批准用于治疗 16 岁以上的青少年和成人不可切除的上皮样肉瘤。因此，上皮样肉瘤一线治疗推荐他泽司他。

恶性孤立性纤维性肿瘤是罕见的软组织肉瘤亚型，通常被认为是低度恶性肿瘤，但在 20% 的病例中仍可能表现出转移潜能。在具有转移性或不可切除的情况下，标准治疗（如基于蒽环类的化疗方案）效果较差。索拉非尼对恶性 SFT 有一定效果。在一项来自法国的 II 期临床研究中，5 例进展期 SFT 患者中有 2 例患者使用索拉非尼实现了 9 个月的疾病控制[73]。2012 年，意大利一项针对 31 例进展期或晚期 SFT 的回顾性研究探讨了舒尼替尼的效果及安全性，31 例患者中有 2 例达到 PR，16 例达到 SD，中位无进展生存期为 6 个月[74]。另一项来自欧洲的多中心、单臂、II 期临床试验评价了培唑帕尼在一组恶性或去分化 SFT 患者中的作用及安全性[75]。该研究纳入了从 2014 年 6 月 26 日至 2016 年 11 月 24 日入组的 36 例患者（34 例为恶性 SFT，2 例为去分化 SFT）。根据 Choi 标准，在可评价结果的 35 例患者中，有 18 例（51%）患者达到 PR，9 例（26%）患者达到 SD。一项回顾性研究分析了贝伐珠单抗联合替莫唑胺治疗 14 例经组织病理学证实的血管外皮细胞瘤和恶性 SFT 患者的疗效[76]。结果显示，其中有 11 例（79%）患者达到了 PR（Choi 标准），中位反应时间为 2.5 个月；2 例（14%）患者最佳疗效为 SD；中位 PFS 为 9.7 个月，6 个月无进展生存率为 78.6%。这表明贝伐珠单抗联用替莫唑胺可作为治疗 SFT 的选择之一。因此，恶性 SFT 一线治疗推荐贝伐珠单抗联合替莫唑胺、索拉非尼、舒尼替尼或培唑帕尼。

（5）一线免疫治疗

专家共识

腺泡状软组织肉瘤一线可推荐免疫检查点抑制剂单药或联合抗血管生成靶向药物。

一项多中心、开放标签、单臂 II 期临床试验评估了阿替利珠单抗治疗晚期腺泡状软组织肉瘤的疗效和安全性[77]，52 例患者中有 25 例患者入组前未接受全身系统治疗，ORR 为 37%，1 例 CR，18 例 PR。中位缓解时间为3.6 个月，中位缓解持续时间为 24.7 个月，中位 PFS 为20.8 个月，入组前有无接受酪氨酸激酶抑制剂治疗不影响阿替利珠单抗的疗效。

一项 II 期扩展队列研究评估了安罗替尼联合抗 PD-L1 抗体贝莫苏拜单抗一线治疗腺泡状软组织肉瘤的疗效[78]，28 例可评估疗效患者的 ORR 达到 79.3%，其中 3 例 CR，20 例 PR。中位 PFS 尚未达到，治疗表现出良好的耐受性，13 例（44.83%）患者发生 3 级及以上 AE，主要是高甘油三酯血症（13.79%）、脂肪酶升高（6.90%）、淀粉酶升高（3.45%）和高血压（3.45%）。结果显示，安罗替尼联合贝莫苏拜单抗一线治疗腺泡状软组织肉瘤的疗效良好，耐受性良好，能显著提高 ORR，延长 PFS。

专家共识

暂不推荐除腺泡状软组织肉瘤以外的晚期软组织肉瘤采用单纯免疫检查点抑制剂作为一线治疗方案，但如果患者无法耐受化疗或靶向治疗，且转移性高肿瘤突变负荷（high tumor mutational burden，TMB-H）、错配修复缺陷（deficient mismatch repair，dMMR）或高度微卫星不稳定（high microsatellite instability，MSI-H）的患者可个体化考虑单纯免疫检查点抑制剂作为一线治疗。

一项 II 期随机对照研究比较了度伐利尤单抗（PD-L1 抗体）+曲美木单抗（tremelimumab，CTLA-4 抗体）与阿霉素在不可手术的软组织肉瘤患者的疗效[79]，在入组的

103 例患者中，平滑肌肉瘤占 27%，未分化多形性肉瘤占 19%，脂肪肉瘤占 18%，度伐利尤单抗＋曲美木单抗组及阿霉素组的中位 PFS 分别为 2.7 个月和 2.8 个月，中位 OS 分别为 17.4 个月和 12.5 个月。结果显示，度伐利尤单抗＋曲美木单抗一线治疗软组织肉瘤的临床活性与阿霉素单药相当，值得进一步研究。

（6）一线治疗获益患者的维持治疗

专家共识

高复发风险的胚胎性或腺泡状横纹肌肉瘤患者在标准化疗获得完全缓解后可推荐 6～12 个月的长春瑞滨联合环磷酰胺维持治疗。

一项多中心、开放标签、随机、对照Ⅲ期临床试验探索了长春瑞滨＋环磷酰胺在标准治疗结束的高复发风险横纹肌肉瘤中维持治疗的疗效和安全性[80]，高复发风险主要包括年龄 >10 岁或肿瘤大小 >5 cm 的非转移性、未完全切除、发生在预后不良部位的胚胎性横纹肌肉瘤患者，或伴有淋巴结累及的非转移性胚胎性横纹肌肉瘤患者，或无淋巴结累及的非转移性腺泡状横纹肌肉瘤患者，经过标准治疗后获得完全缓解，随机接受停药观察随访，或是 6 个月的静脉注射长春瑞滨＋口服环磷酰胺。结果显示，长春瑞滨＋环磷酰胺维持化疗组和停药随访组的 5 年无病生存率分别为 77.6% 和 69.8%（*HR* 0.68；*P* = 0.061），维持化疗组和停药随访组的 5 年总生存率分别为 86.5% 和 73.7%（*HR* 0.52；*P* = 0.0097）。接受维持化疗的 181 例患者中，有 136 例（75%）发生 3—4 级白细胞减少，148 例

（82%）发生 3 — 4 级中性粒细胞减少，19 例（10%）发生贫血，2 例（1%）发生血小板减少，56 例（31%）发生感染。结果表明，长春瑞滨 + 环磷酰胺维持化疗可提高高复发风险横纹肌肉瘤的生存率。另一项长春瑞滨 + 持续低剂量环磷酰胺治疗儿童和年轻成人复发性或难治性恶性实体瘤的 II 期研究显示[81]，在横纹肌肉瘤（$n = 50$）亚组中，ORR 为 36%，其中 4 例 CR，14 例 PR。结果表明，长春瑞滨 + 环磷酰胺在横纹肌肉瘤中具有良好的疗效。因此，对于高复发风险的儿童和年轻成人胚胎性或腺泡状横纹肌肉瘤患者，在标准化疗获得完全缓解后可推荐 6 ～ 12 个月的长春瑞滨联合环磷酰胺维持治疗[82]。

专家共识

对于含蒽环类方案一线化疗至少 4 个周期后疾病未进展的晚期非特指型软组织肉瘤患者，可考虑安罗替尼维持治疗，维持治疗至疾病进展或毒性不耐受。

ALTER-S006 研究[83]评估了在晚期软组织肉瘤一线蒽环类药物化疗 4 ～ 6 个疗程后达到部分缓解或疾病稳定的患者中，安罗替尼作为维持治疗的有效性和安全性。该研究共入组 49 例患者，其中平滑肌肉瘤 15 例，去分化脂肪肉瘤 11 例，滑膜肉瘤 4 例。安罗替尼维持治疗的总体中位 PFS 为 9.1 个月（滑膜肉瘤、去分化脂肪肉瘤和平滑肌肉瘤亚组的 PFS 分别为 19.1 个月、9.0 个月和 7.1 个月），安罗替尼维持治疗的 1 年 OS 率为 98.0%，最佳 ORR 和 DCR 分别为 16% 和 94%。该研究显示，安罗替尼在晚期软组织肉瘤一线化疗后维持治疗中表现出良好的疗效。一项回顾性研究评估了化疗后疾病稳定或部分缓解的晚期或转移性软组织肉瘤患者接受安罗替尼维持治疗的疗效[84]。结果显示，安罗替尼维持治疗的有效率为 14.3%（$n = 21$，1 例 CR，2 例 PR），安罗替尼维持治疗的中位 PFS 为 7.3 个月。这表明，对于从化疗中获益的不可切除或转移性软组织肉瘤患者，安罗替尼转换维持治疗是一种有前景的治疗策略。

2. 晚期不可切除软组织肉瘤患者的二线及后线内科治疗

（1）二线及后线化疗

专家共识

晚期不可切除软组织肉瘤患者一线化疗失败后，二线及后线化疗可根据病理亚型选择方案，鼓励患者参加临床试验。

对于一线治疗失败的转移性非多形性横纹肌肉瘤患者预后差，二线化疗可选择以下方案：环磷酰胺 + 托泊替康、长春瑞滨、环磷酰胺 + 长春瑞滨、吉西他滨 + 多西他赛、多柔比星 + 异环磷酰胺、卡铂 + 依托泊苷等。对于转移性未分化小圆细胞肉瘤患者，二线化疗方案可采用异环磷酰胺 + 卡铂 + 依托泊苷、环磷酰胺 + 托泊替康、伊立替康 + 替莫唑胺、吉西他滨 + 多西他赛等。对于非特指型软组织肉瘤患者，二线化疗可以参照病理类型进行选择：平滑肌肉瘤可以选择吉西他滨 + 达卡巴嗪、吉西他滨 + 多西他赛、曲贝替定，脂肪肉瘤可以选择曲贝替定、艾立布林、异环磷酰胺+依托泊苷，滑膜肉瘤可以选择大剂量异环磷酰胺、异环磷酰胺+依托泊苷，未分化多形性肉瘤可以选择吉西他滨+多西他赛，血管肉瘤可以选择紫杉醇，等等。总体来说，二线化疗疗效非常有限，除了部分对化疗较为敏感的非特指型软组织肉瘤，如子宫平滑肌肉瘤（二线吉西他滨+多西他赛化疗有效率为23%～52%）、血管肉瘤（紫杉醇单药有效率为16.6%～45.8%），其他类型二线化疗疗效非常有限，有效率为5%～10%[85-86]。对于不适合化疗或不愿意接受化疗的患者，没有公认的治疗方案，可推荐参加临床试验，或安罗替尼靶向治疗，或接受最佳支持治疗。

（2）二线及后线化疗联合靶向治疗

专家共识

化疗联合抗血管生成靶向药物治疗给二线及后线软组织肉瘤患者带来了更大的生存获益，还需要进一步的临床试验探索。

一项随机、开放标签、Ⅱ期、多中心临床研究比较了吉西他滨联合培唑帕尼或吉西他滨联合多西他赛治疗晚期软组织肉瘤患者的疗效和安全性[87]，两组的中位 PFS 均为4.1 个月（$P = 0.3$），DCR 均为 64%。吉西他滨+多西他赛和吉西他滨+培唑帕尼组 3 级及以上 AE 发生率分别为82% 和 78%。结果显示，吉西他滨+培唑帕尼可作为非脂肪细胞性软组织肉瘤患者吉西他滨+多西他赛的替代方案。

PAPAGEMO 研究是一项比较培唑帕尼联合或不联合吉西他滨对蒽环类和/或异环磷酰胺难治性软组织肉瘤患者的疗效的Ⅱ期随机临床研究[88]，入组的主要组织学亚型为平滑肌肉瘤［22 例（共 86 例，占比为 26%）］和脂肪肉瘤［16 例（共 86 例，占比为 19%）］。培唑帕尼联合吉西他滨组和培唑帕尼单药组的 12 周 PFS 率分别为 74% 和 47%（$P=0.01$），中位 PFS 分别为 5.6 个月和 2.0 个月（$P=0.02$）；两组患者 OS 分别为 13.1 个月和 11.2 个月（$P=0.83$），ORR 分别为 11% 和 5%（$P=0.10$）。结果显示，培唑帕尼联合吉西他滨是可耐受的，与单独使用培唑帕尼相比，12 周 PFS 率明显更高。这些结果已表明该组合的临床活性，但仍须在 Ⅲ 期临床试验中进一步证实。在一项索拉非尼联合达卡巴嗪治疗平滑肌肉瘤、滑膜肉瘤和恶性周围神经鞘肿瘤的 Ⅱ 期临床研究[89]中，入组的 37 例患者包括 LMS 患者 22 例、SS 患者 11 例和 MPNST 患者 4 例。DCR 为 46%，中位 PFS 为 13.4 周，按 RECIST 标准评估 ORR 为 14%，Choi 缓解率为 51%，中位 OS 为 13.2 个月。在最初的 25 例患者中，有 15 例（60%）患者需要减少达卡巴嗪剂量以缓解血液毒性，并出现 1 次 5 级中性粒细胞减少并发热。将达卡巴嗪起始剂量降至 850 mg/m^2 后，后续入组的 12 例患者中只有 3 例（25%）需要减量。结果显示，将细胞毒性药物（达卡巴嗪）与抗血管生成小分子药物（索拉非尼）联合使用是可行的，并且有较好的疾病控制率；然而，它也增加了潜在的毒性。一项多中心、双队列、Ⅱ 期临床研究评估了索凡替尼联合化疗或单药用于一线标准化疗失败或安罗替尼治疗失败的软组织肉瘤的疗效及安全性，研究共纳入 24 例患者。其中 17 例患者经一线标准化疗失败，采用索凡替尼联合吉西他滨治疗，总体客观缓解率（ORR）为 12.5%，疾病控制率（DCR）为 68.8%，中位

PFS 未达到；另外 7 例患者二线安罗替尼治疗失败，使用索凡替尼单药治疗 DCR 为 57.1%，中位 PFS 为 3.22 个月。研究结果显示，索凡替尼联合吉西他滨或单药在一线标准化疗失败或安罗替尼治疗失败后的软组织肉瘤患者中具有一定的疗效。在一项评估吉西他滨联合培唑帕尼在晚期平滑肌肉瘤患者二线治疗的 II 期临床研究[90] 中，入组的 106 例一线阿霉素化疗失败的晚期平滑肌肉瘤患者（子宫平滑肌肉瘤占 61%），接受最多 8 个周期吉西他滨联合培唑帕尼治疗后，给予培唑帕尼维持治疗直至疾病进展或毒性不可耐受，9 个月 PFS 率为 32.1%，中位 PFS 为 6.5 个月，中位 OS 为 22.4 个月，ORR 为 23.8%，最常见的 3—4 级不良事件是血液学毒性。结果未能显示二线治疗使用吉西他滨联合培唑帕尼治疗后培唑帕尼维持治疗对晚期平滑肌肉瘤患者有益。一项评估仑伐替尼联合艾立布林在晚期平滑肌肉瘤或脂肪肉瘤安全性和疗效的多中心 Ib/II 期研究[91] 共纳入 30 例患者（平滑肌肉瘤 21 例，脂肪肉瘤 9 例），1 例患者出现剂量限制性毒性（2 级关节炎），ORR 为 20%，中位 PFS 为 8.56 个月。该研究结果显示，仑伐替尼联合艾立布林治疗晚期平滑肌肉瘤和脂肪肉瘤具有可控的安全性和良好的疗效。

（3）二线及后线化疗联合免疫治疗

专家共识

晚期软组织肉瘤二线化疗联合免疫检查点抑制剂治疗数据有限，可推荐患者参加临床试验。

化疗联合免疫检查点抑制剂作为二线及后线治疗软组织肉瘤的临床研究结果见表 4。

表4　化疗联合免疫检查点抑制剂作为二线及后线治疗
软组织肉瘤的临床研究结果

临床试验	试验阶段	药物名称	适应证/治疗线数	患者人数和病理亚型	ORR	PFS	OS	各亚型的疗效
Toulmonde et al., 2018[92]	II期	帕博利珠单抗＋环磷酰胺节拍治疗	至少一线治疗后（97%）的晚期转移性STS	50例（15例LMS, 16例UPS, 16例其他肉瘤, 10例GIST）	2%	1.4个月	—	—
Italiano et al., 2022[93]	II期	帕博利珠单抗＋环磷酰胺节拍治疗	至少一线治疗后（63%）三级淋巴结构阳性的晚期STS	35例（12例WDLPS/DDLPS, 4例LMS, 6例UPS, 3例EpS, 10例其他类型）	30%	6个月, PFS率为40%	—	PR：5例DDLPS, 3例EpS, 1例LMS
Nathenson et al., 2020[94]	II期	帕博利珠单抗＋艾立布林	至少一线治疗后的转移性STS	19例LMS（11例uLMS）	5.3%	11.1周	—	
Smrke et al., 2021[95]	I期	帕博利珠单抗＋吉西他滨	晚期转移性的LMS和UPS	13例（2例UPS, 11例LMS）	—	5.1个月	—	LMS：DCR 73%(8例SD, 3例PD)。UPS：DCR100%(2例PR)
Wagner et al., 2022[96]	I/II期	阿维鲁单抗＋曲贝替定	至少一线治疗后（86%）晚期转移性LPS和LMS	35例，仅23例可评估疗效（24例LMS, 11例LPS）	13%	8.3个月	27个月	LMS：4例PR, 9例SD。LPS：7例SD

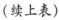

（续上表）

临床试验	试验阶段	药物名称	适应证/治疗线数	患者人数和病理亚型	ORR	PFS	OS	各亚型的疗效
Toulmonde et al., 2022[97]	Ib期	度伐利尤单抗+曲贝替定	至少一线治疗后的晚期转移性STS	16例（6例LMS，2例DDLPS，8例其他类型）	7%	12个月，PFS率为14.3%	—	—
Adnan et al., 2022[98]	Ⅱ期	纳武利尤单抗+吉西他滨，多柔比星，多西他赛的节拍治疗	至少一线治疗后的晚期转移性STS	39例（15例LMS，4例多形性肉瘤，4例SS，3例LPS，3例骨肉瘤，10例其他类型）	20.5%	4.6个月	6.2个月	—
Andreou et al., 2023[99]	Ⅱ期	纳武利尤单抗+曲贝替定	至少一线治疗后的晚期转移性STS	A组：43例（28例LMS，15 LPS）	—	5.5个月	18.7个月	—
				B组：49例（12例UPS，11例SCS，6例FMS，5例SS，4例EpS）	—	2.3个月	5.6个月	

FMS：fibromyxoid sarcoma，纤维黏液样肉瘤；SCS：spindle cell sarcoma，梭形细胞肉瘤。

（4）二线及后线靶向治疗

专家共识

对于一线化疗失败或不耐受化疗的晚期不可切除软组织肉瘤患者，二线及后线治疗可推荐安罗替尼，或考虑培唑帕尼、瑞戈非尼和索凡替尼单药治疗，其中培唑帕尼和瑞戈非尼不推荐用于脂肪肉瘤。

多靶点酪氨酸激酶抑制剂安罗替尼，同时具有抑制肿瘤增殖及抗血管生成作用。目前，安罗替尼是中国唯一获批软组织肉瘤适应证的靶向药物，已进入国家医保目录。针对软组织肉瘤，在一项Ⅱ期临床研究中，安罗替尼组患者的中位 PFS 为 5.63 个月，中位 OS 为 12.33 个月[59]。在另一项安慰剂对比的随机对照研究（ALTER0203）中，中位 PFS 为 6.27 个月，亚组分析表明，安罗替尼能显著延长滑膜肉瘤、平滑肌肉瘤和腺泡状软组织肉瘤患者的 PFS[56]。一项关于安罗替尼的真实世界研究共纳入了 209 例患者，还纳入了 ALTER0203 研究中未纳入的其他病理亚型，如横纹肌肉瘤、尤因肉瘤、恶性外周神经鞘膜瘤等，在多种亚型患者入组的情况下仍呈现较好疗效，中位 PFS 为 6.1 个月，中位 OS 为 16.4 个月[100]。

培唑帕尼是美国食品药品监督管理局（FDA）批准的用于晚期软组织肉瘤的特异性靶向血管生成的第一个酪氨酸激酶抑制剂。一项共纳入 369 例经标准化疗失败的且未接受抗血管治疗的转移性软组织肉瘤患者的Ⅲ期随机对照临床试验（PALETTE 研究）显示，相对于安慰剂组，培唑帕尼组患者中位 PFS 延长了 3 个月，治疗总缓解率为 4%（安慰剂组为 0）[101]。基于此研究，培唑帕尼于 2012 年 4 月被美国食品药品监督管理局批准为第一个可用于治疗除脂肪肉瘤以外的晚期软组织肉瘤的靶向药物。

瑞戈非尼是另一种口服多靶点酪氨酸激酶抑制剂。在一项关于瑞戈非尼治疗晚期软组织肉瘤的随机、双盲 II 期临床试验中，共纳入了 182 例患者，整个研究队列被分为脂肪肉瘤、平滑肌肉瘤、滑膜肉瘤和其他肉瘤 4 组。该研究结果提示，与安慰剂组相比，除脂肪肉瘤组，其余试验组患者的中位 PFS 均明显延长，其中滑膜肉瘤组患者的 PFS 可达 5.6 个月[102]。

一项多中心 II 期临床研究（NCT05106777）评估了索凡替尼治疗标准化疗无效的骨肉瘤和软组织肉瘤患者的疗效及安全性[103]。研究结果显示，入组的 43 例患者中，主要肿瘤组织学亚型为平滑肌肉瘤（LMS，11 例）、脂肪肉瘤（LPS，8 例）、滑膜肉瘤（SS，4 例）、纤维肉瘤（FS，4 例）等。在 41 名可评估疗效的患者中，21 名患者在 12 周时没有疾病进展，12 周 PFS 率为 51.22%。接受索凡替尼二线治疗的 21 例患者的 ORR 为 19.05%（1 例 CR，3 例 PR）。二线、三线及后期治疗的 DCR 分别为 90.48%（19/21）和 80%（16/20）。LMS 和 LPS 主要亚型的 ORR 分别为 20%（2/10）和 12.5%（1/8）。二线治疗患者的中位 PFS 为 5.68 个月，而三线及后线治疗患者的中位 PFS 为 2.74 个月，其中，LMS 的 PFS 为 7.13 个月、LPS 的 PFS 为 3.78 个月。治疗相关不良事件大多为轻度（1—2 级），最常见的包括蛋白尿（75%）、高血压（60%）、高甘油三酯血症

（60%）、腹泻（40%）、高胆红素血症（40%）和尿隐血（40%）。16 例患者记录了 3—4 级治疗相关不良事件，包括高血压、蛋白尿、高甘油三酯血症、高胆红素血症。

专家共识

对于高分化脂肪肉瘤/去分化脂肪肉瘤患者，二线及后线治疗可推荐参加 MDM2 抑制剂临床试验或 PD-1 单抗联合西达本胺治疗。

肿瘤抑制基因 *p53* 突变或缺失是促进肿瘤发生的重要机制之一，因此稳定野生型 TP53 的活性或抑制突变型 TP53 可能有效地抑制肿瘤。而 MDM2 作为 TP53 的负调控因子，靶向 MDM2 可以稳定 TP53 的活性，从而发挥抗肿瘤作用。MDM2 扩增是高分化脂肪肉瘤/去分化脂肪肉瘤的重要特征，并且在临床上已被作为高分化脂肪肉瘤/去分化脂肪肉瘤病理诊断常用的指标，因此，靶向 MDM2 有望改善这两种亚型软组织肉瘤的预后。一项 Ⅰ 期临床研究（CTR20170975）评估了 MDM2 抑制剂 APG-115 在晚期脂肪肉瘤和实体瘤中的疗效和安全性[104]。该项研究共入组 21 例患者（14 例脂肪肉瘤、2 例滑膜肉瘤、2 例腺样囊性癌、1 例软骨肉瘤、1 例骨肉瘤、1 例横纹肌肉瘤），在 20 例可评价疗效的患者中，1 例 CR，12 例 SD，7 例 PD，疾病控制率（CR + PR + SD）为 61.9%。获益的 13 例患者中有 9 例为脂肪肉瘤。该研究表明，APG-115 单药治疗脂肪肉瘤患者具有较好的治疗效果。另一项 MDM2 拮抗剂 Brigimadlin（BI 907828）在晚期或转移性实体瘤患者的剂量递增研究[105]结果显示，7 例 WDLPS 患者中，4 例达到

PR（持续时间均≥12 个月，最长约 25 个月），3 例达到 SD（1 例患者 SD 持续超过 14 个月，另外 2 例患者约 8 个月），疾病控制率为 100%。12 例 DDLPS 患者中有 9 例达到了 SD（75.0% 的疾病控制率）SD 的持续时间范围为 1.5 ~ 22 个月。在所有入组的 54 例患者中，最常见的治疗相关不良事件为恶心（74.1%）和呕吐（51.9%）；最常见的 3 级及以上治疗相关不良事件为血小板减少（25.9%）和中性粒细胞减少（24.1%）。在初步分析中，中位无进展生存期为 8.1 个月。这些研究结果均显示了 MDM2 抑制剂在高分化脂肪肉瘤/去分化脂肪肉瘤的疗效。

不少临床前研究表明，组蛋白脱乙酰酶（histone deacetylase，HDAC）抑制剂可以增强化疗对软组织肉瘤的促凋亡作用并抑制肿瘤生长。一项 Ⅱ 期临床研究评估了 HDAC 抑制剂西达本胺联合特瑞普利单抗治疗软组织肉瘤患者的疗效和安全性[106]，研究共纳入 46 例晚期软组织肉瘤患者，其主要肿瘤组织学亚型为平滑肌肉瘤（30.4%）、高分化脂肪肉瘤/去分化脂肪肉瘤（30%）、黏液样脂肪肉瘤（7%）、未分化肉瘤（9%）和骨肉瘤（7%）。最常见的不良反应主要为 1 级和 2 级，包括血小板减少（43.5%）、恶心（28.3%）、中性粒细胞减少（23.9%）、疲劳（17.4%）和甲状腺功能减退（15.2%）。在 46 例可评价疗效的患者中，总缓解率和疾病控制率分别为 23.9% 和 80.4%，其中对高分化脂肪肉瘤/去分化脂肪肉瘤的有效率较高。

（5）二线及后线免疫治疗

专家共识

免疫治疗相对敏感亚型，如腺泡状软组织肉瘤、黏液纤维肉瘤、未分化多形性肉瘤、经典型卡波西肉瘤、皮肤血管肉瘤和未分化肉瘤，二线及后线治疗可推荐 PD-1/PD-L1 单抗治疗。

2017 年发表的 SARC028 研究首次证实了单药免疫治疗的临床活性，该研究是一项非随机、开放标签、单组、双队列的 II 期临床研究，在 80 例晚期软组织肉瘤或骨肉瘤患者中评估了帕博利珠单抗（200 mg，静脉注射，每 3 周 1 次）作为二线治疗的有效性和安全性[107]。研究结果表明，软组织肉瘤患者的客观缓解率（ORR）为 18%（7/40），中位 PFS 和 OS 分别为 18 周和 49 周。软组织肉瘤队列中包括未分化多形性肉瘤（UPS）10 例、去分化脂肪肉瘤（DDLPS）10 例、平滑肌肉瘤（LMS）10 例和滑膜肉瘤（SS）10 例，其中，UPS 组 ORR 为 40%（1 例 CR、3 例 PR），DDLPS 组 ORR 为 20%（2 例 PR）、SS 组 ORR 为 10%（1 例 PR）、LMS 组 ORR 为 0。2019 年，美国临床肿瘤学会进一步报道了 UPS 组和 DDLPS 组的队列扩展试验结果，另有 30 例 UPS 患者和 30 例去分化/多形性脂肪肉瘤患者被纳入研究，每组共 40 例患者。在 UPS 和去分化/多形性脂肪肉瘤可评估患者队列中，ORR 分别为 23%（9/40）和 10%（4/39 可评估患者）。UPS 患者的中位 PFS 为 3 个月，中位 OS 为 12 个月，而去分化/多形性脂肪肉瘤患者的中位 PFS 为 2 个月，中位 OS 为 13 个月[108]。该试验未入组罕见的软组织肉瘤亚型，因此 PD-1 抑制剂在罕见软组织肉瘤亚型中的疗效需要进一步评估，而 UPS 对帕博利珠单抗显示出临床活性，说明 PD-1 抑制剂在一小部分软组织肉瘤患者中具有一定的治疗效应。

法国 AcSé 的一项Ⅱ期试验在罕见癌症（包括最罕见的肉瘤亚型）患者的不同队列中评估了帕博利珠单抗的疗效，在入组的 14 例腺泡状软组织肉瘤（ASPS）、8 例促结缔组织增生性小圆细胞肿瘤（DSRCT）和 11 例 SMARCA4 缺失性恶性横纹肌样瘤（SMRT）中，分别有 7 例（50%）、1 例（12.5%）和 3 例（27%）取得客观疗效[109]。一项对包括 UPS、LPS、LMS 和 ASPS 在内的晚期软组织肉瘤的抗 PD-1/PD-L1 免疫治疗的临床试验汇总分析结果显示，在 384 例患者中，39.8% 的患者接受了抗 PD-1/PD-L1 免疫治疗，ORR 为 15.1%，ASPS 和 UPS 的 ORR 最高，分别为 48.8% 和 15.7%，LPS 和 LMS 的 ORR 最低，分别为 7.3% 和 6.9%[110]。另一项Ⅱ期试验纳入了 52 例可评估的 ASPS 患者，研究结果表明，使用抗 PD-L1 单抗（阿替利珠单抗）治疗的 ORR 为 37%（1 例 CR、18 例 PR），中位缓解时间为 3.6 个月，中位缓解持续时间为 24.7 个月，中位无进展生存期为 20.8 个月[77]。美国 FDA 于 2022 年 12 月 9 日批准阿替利珠单抗用于治疗不可切除或转移性 ASPS。

同时靶向免疫检查点（包括 PD-1 和 CTLA-4）是提高免疫治疗疗效的可能方法。Alliance A091401 是一项评估纳武利尤单抗单用或联合伊匹木单抗在局部晚期、不可切除或转移性软组织肉瘤与骨肉瘤中的疗效和安全性的研究，结果显示：接受纳武利尤单抗单药治疗的 38 例患者的 ORR 为 5%；接受联合治疗的 38 例患者的 ORR 为 16%，UPS、LMS、黏液纤维肉瘤和血管肉瘤均有应答[111]。

由于缺乏随机Ⅲ期试验数据，且化疗期间疾病进展的患者可选择的治疗方案有限，因此可以考虑将免疫检查点抑制剂作为化疗进展的患者的一种治疗选择。目前，阿替利珠单抗被美国 FDA 批准用于不可切除或转移性腺泡状软组织肉瘤（ASPS）的治疗。帕博利珠单抗被美国 FDA 批准用于不可切除或 TMB-H（≥10 mut/Mb）、MSI-H 或 dMMR 的肿瘤。而对于某些晚期或转移性软组织肿瘤亚型，包括黏液纤维肉瘤（MFS）、未分化多形性肉瘤（UPS）、皮肤血管肉瘤和未分化肉瘤，帕博利珠单抗可作为二线治疗[112]。免疫检查点抑制剂二线及后线治疗软组织肉瘤临床研究结果见表5。

表5　免疫检查点抑制剂二线及后线治疗软组织肉瘤临床研究结果

临床试验	试验阶段	药物名称	适应证/治疗线数	患者人数和病理亚型	ORR	PFS	OS	各亚型的疗效
Maki et al., 2013[113]	Ⅱ期	伊匹木单抗	至少一线治疗后的局部复发/转移性 SS	6 例 SS	0%	1.85个月	8.75个月	—
Tawbi et al., 2017[107]	Ⅱ期	帕博利珠单抗	至少一线治疗后的晚期/转移性 STS 或骨肉瘤	40 例 STS（10 例 LMS，10 例 LPS，10 例 SS，10 例 UPS）	—	18周	49周	UPS：1 例 CR + 3 例 PR；LPS < 2 例 PR；SS：1 例 PR
Ben-Ami et al., 2017[114]	Ⅱ期	纳武利尤单抗	至少一线治疗后的晚期/转移性子宫 LMS	12 例 LMS	0%	1.8个月	—	—

（续上表）

临床试验	试验阶段	药物名称	适应证/治疗线数	患者人数和病理亚型	ORR	PFS	OS	各亚型的疗效
D'Angelo et al., 2018[111]	Ⅱ期	纳武利尤单抗/伊匹木单抗对比纳武利尤单抗	至少一线治疗后的晚期/转移性 STS	纳武利尤单抗/伊匹木单抗：42 例（3 例 AS，4 例 BS，14 例 LMS，2 例 LPS，6 例 SCS，2 例 SS，6 例 UPS/MFH，1 例非特指型软组织肉瘤，4 例其他类型）	16%	4.1个月	10.7个月	子宫或非子宫 LMS、MFS、UPS/MFH、AS 等亚型观察到疗效
				纳武利尤单抗：43 例（5 例 BS，15 例 LMS，3 例 LPS，2 例非特指型软组织肉瘤，5 例 SCS，2 例 SS，5 例 UPS，6 例其他类型）	5%	1.7个月	10.7个月	ASPS：1 例 PR。非子宫 LMS：1 例 PR

（续上表）

临床试验	试验阶段	药物名称	适应证/治疗线数	患者人数和病理亚型	ORR	PFS	OS	各亚型的疗效
Zhou et al., 2020[115]	回顾性分析	纳武利尤单抗＋伊匹木单抗	一线治疗后（87%）的晚期/转移性 STS	38 例（9 例 LMS，8 例非特指肉瘤，6 例 LPS，5 例 MFS，3 例 MPNST，2 例 SFT，1 例乳腺 AS，1 例 FDFP，1 例 RMS，1 例 SS）	15%	2.7 个月	12 个月	MFS：1 例 CR；MPNST，SFT，MFS，DDLS 和非特指型软组织肉瘤各有 1 例 PR
Chen et al., 2023[77]	II 期	帕博利珠单抗	晚期或转移性 ASPS	52	37%	20 个月	—	—
Blay et al., 2021[116]	II 期	帕博利珠单抗	晚期肉瘤	98（34 例脊索瘤，14 例 ASPS，11 例 SMRT，8 例 DSCRT，31 例其他类型）	15.3%	2.75 个月	19.7 个月	脊索瘤，ASPS，SMRT，DSCRT 的 ORR 最高
Delyon et al., 2022[117]	II 期	帕博利珠单抗	一线治疗后（71%）的晚期/转移性经典型/地方型卡波西肉瘤	17 例（8 例经典型卡波西肉瘤，9 例地方型卡波西肉瘤）	71%	—	—	—
Zer et al., 2022[118]	II 期	伊匹木单抗＋纳武利尤单抗	至少一线治疗后（71%）的晚期/转移性经典型卡波西肉瘤	11 例	45%	未达到	—	—

（续上表）

临床试验	试验阶段	药物名称	适应证/治疗线数	患者人数和病理亚型	ORR	PFS	OS	各亚型的疗效
Somaiah et al., 2022[119]	II 期	度伐利尤单抗＋曲美木单抗	一线治疗后（91%）的晚期或转移性肉瘤（BS 和 STS）	57 例（3 例 DDLPS，2 例 WDLPS，1 例 PLS，5 例 AS，5 例 LMS，5 例 UPS，5 例 SS，1 例 CDOS，4 例 COS，10 例 ASPS，5 例脊索瘤，11 例其他类型）	12%	2.8 个月	21.6 个月	ASPS ORR 40%

BS：breast sarcomas，乳腺肉瘤；CDOS：chondroblastic osteosarcoma，软骨母细胞型骨肉瘤；COS：coventional asteosarcoma，经典型骨肉瘤；FDFP：fibrosarcomatous dermatofibrosarcoma protuberans，纤维肉瘤样隆突性皮肤纤维瘤；MFH：malignant fibrous histiocytoma，恶性纤维组织细胞瘤；SMRT：SMARC4 deficient malignant rhabdoid tumor，SMARC4 缺失的恶性横纹肌样瘤。

（6）二线及后线靶向联合免疫治疗

专家共识

基于系列临床研究较高的客观缓解率，对于腺泡状软组织肉瘤、血管肉瘤、促结缔组织增生性小圆细胞肿瘤、平滑肌肉瘤、上皮样肉瘤、未分化多形性肉瘤和黏液纤维肉瘤患者，二线及后线治疗可考虑推荐抗血管生成靶向药物（如安罗替尼、阿昔替尼、舒尼替尼等）联合免疫检查点抑制剂，但需要注意培唑帕尼联合免疫检查点抑制剂治疗时肝毒性的管理。

IMMUNOSARC 试验[120]探索了纳武利尤单抗和舒尼替

尼联合治疗晚期肉瘤的疗效。该试验共入组了 40 例骨肉瘤患者和 50 例软组织肉瘤患者，在软组织肉瘤队列中，43 例可评估患者中有 1 例 CR（2.3%）、3 例 PR（7%）和 26 例 SD（60%），中位 PFS 为 5.9 个月。一项帕博利珠单抗联合阿昔替尼治疗 33 例晚期肉瘤患者的临床试验[121]，入组了 12 例腺泡状软组织肉瘤、6 例平滑肌肉瘤、5 例未分化多形性肉瘤、2 例去分化脂肪肉瘤和 8 种其他亚型软组织肉瘤、2 例骨肉瘤患者。51% 的患者先前接受过酪氨酸激酶抑制剂治疗，15% 的患者接受过免疫治疗。在 32 例可评估的患者中，意向治疗分析的 ORR 为 25%（8 例 PR），中位 PFS 为 14.7 个月。8 例 PR 患者中有 6 例 ASPS，ASPS 亚组的中位 PFS 为 12.4 个月。

一项探索 PD-L1 抑制剂贝莫苏拜单抗联合安罗替尼治疗进展期软组织肉瘤的 Ⅱ 期研究[122]纳入了 30 例经组织病理学确认的进展期软组织肉瘤患者，患者前线须接受过蒽环类药物治疗，ASPS 患者除外。研究发现，PD-L1 抑制剂贝莫苏拜单抗联合安罗替尼在进展期软组织肉瘤患者中，总体 ORR 达 36.67%，总体中位 PFS 达 7.85 个月。18 例非 ASPS 患者的 ORR 为 11.1%，12 例 ASPS 患者的 ORR 可达 75%，中位 PFS 达 23.06 个月，且安全可耐受。另一项 Ⅱ 期研究评估了 PD-L1 抑制剂度伐利尤单抗联合培唑帕尼在晚期软组织肉瘤中的疗效[123]，在 46 例可评估疗效的患者中，ORR 为 30.4%，中位 PFS 为 7.7 个月，1 年 OS 率为 71.7%。该研究中 29.8% 的患者发生转氨酶升高，其中 14.9% 的患者为 3—4 级转氨酶升高。免疫检查点抑制剂联合抗血管生成靶向药二线及后线治疗软组织肉瘤临床研究结果见表6。

表6 免疫检查点抑制剂联合抗血管生成靶向药二线及后线治疗软组织肉瘤临床研究结果

临床试验	试验阶段	药物名称	适应证/治疗线数	患者人数和病理亚型	ORR	PFS	OS	各亚型的疗效
Schoffski et al., 2022[124]	Ia/Ib期	帕博利珠单抗＋奥拉单抗	一线治疗后（92%）的晚期或转移性STS	28例	21.4%	2.7个月	14.8个月	—
Wilky et al., 2019[121]	Ⅱ期	帕博利珠单抗＋阿昔替尼	一线治疗后（81%）的晚期或转移性STS	33例〔12例ASPS，6例LMS（4例uLMS），5例高级别PS，2例DDL多形性肉瘤，8例其他类型〕	25%	4.7个月	18.7个月	ASPS ORR 50%
Martin-Broto et al., 2020[120]	Ⅰ/Ⅱ期	纳武利尤单抗＋舒尼替尼	至少一线治疗后的转移性STS	52例（9例SS，8例UPS，7例CCS，7例SFT，7例EpS，5例AS，4例ESMCS，4例ASPS，1例EHET)	21%	5.6个月	—	AS：1例CR。ASPS：2例PR。ESMCS：1例PR。SS：1例PR

（续上表）

临床试验	试验阶段	药物名称	适应证/治疗线数	患者人数和病理亚型	ORR	PFS	OS	各亚型的疗效
Cho et al., 2024[123]	Ⅱ期	度伐利尤单抗＋培唑帕尼	至少一线治疗后的晚期或转移性 STS	47 例	30.4%	7.7 个月	1 年 OS：71.7%	5 例 MPNST（1 例 PR）；4 例 SS（2 例 PR）；4 例 DSRCT（1 例 CR + 1 例 PR）；4 例 UPS（3 例 PR）；2 例 ESS（1 例 PR）；2 例 ASPS（2 例 PR）
Cousin et al., 2022[125]	Ⅱ期	阿维鲁单抗＋瑞戈非尼	至少一线治疗后的晚期或转移性 STS	43 例（22 例 LMS，9 例 SS，4 例 LPS，4 例 UPS，10 例其他类型）	9.3%	1.8 个月	15.1 个月	
Grilley-Olson et al., 2023[126]	Ⅱ期	纳武利尤单抗＋卡博替尼	经治的晚期 AS	21 例（AS 原发部位包括 12 例皮肤，1 例肝脏，2 例乳腺，6 例其他部位）	72%	9.6 个月	20.5 个月	

（续上表）

临床试验	试验阶段	药物名称	适应证/治疗线数	患者人数和病理亚型	ORR	PFS	OS	各亚型的疗效
Tine et al., 2023[127]	Ⅱ期	纳武利尤单抗/伊匹木单抗＋卡博替尼	至少一线治疗后的转移性STS	69例（纳武利尤单抗/伊匹木单抗＋卡博替尼组）	11%	5.4个月	—	LMS, AS, EpS, MFS病理亚型观察到疗效
				36例（单纯卡博替尼组）	6%	3.8个月	—	LMS亚型观察到疗效

ESS: endometrial stromal sarcoma，子宫内膜间质肉瘤；EHET: epithelioid hemangioendothelioma，上皮样血管内皮瘤。

专家共识

纽约食管鳞状细胞癌1（New York esophageal squamous cell carcinoma 1, NY-ESO-1），和/或黑色素瘤相关抗原A4（melanoma-associated antigen A4, MAGE-A4），阳性表达的晚期软组织肉瘤可推荐参加TCR-T细胞治疗临床试验。

NY-ESO-1和/或MAGE-A4的表达已在50%以上的原发性滑膜肉瘤标本中被观察到。在黏液样脂肪肉瘤、骨肉瘤、多形性脂肪肉瘤和软骨肉瘤中也观察到NY-ESO-1和/或MAGE-A4的表达，这使它们成为基于TCR治疗的有吸引力的靶点[128]。在Ramachandran等人开展的一项Ⅰ/Ⅱ期研究中，向晚期滑膜肉瘤患者回输表达NY-ESO1-1^{c259}的基因修饰型自体T细胞（TCR-T），在可评估的42例患者中，有 1 例 CR、14 例 PR、24 例 SD、3 例 PD；研究同时表明，含有高剂量氟达拉滨和环磷酰胺的淋巴细胞清除方案对于 TCR-T 细胞的持久性和有效性是必要的[129]。Robbins 等人进行的另一项重要的先导试验评价了标准治疗失败的表达 NY-ESO-1 的转移性滑膜肉瘤或黑色素瘤患者接受自体 TCR-T细胞治疗的疗效。在 18 例 NY-ESO-1 阳性的滑膜肉瘤患者中，11 例（61%）有客观临床反应，滑膜肉瘤患者的总体 3 年和 5 年生存率分别为 38% 和 14%[130]。Pan 等人进行的一项 I 期临床试验入组了 12 例晚期软组织肉瘤患者（10 例滑膜肉瘤和 2 例脂肪肉瘤），这些患者进行了减剂量的环磷酰胺和氟达拉滨清淋化疗方案后，回输高亲和力 NY-ESO-1 特异性 TCR-T 细胞，并予低剂量 IL-2 维持，观察到的 ORR 为 41.7%，中位 PFS 为 7.2 个月，其中 2 名患者发生了细胞因子释放综合征（cytokine release syndrome, CRS）[131]。Kawai 等人报道了另一项有前景的表达 NY-ESO-1 抗原特异性 T 细胞受体和抑制内源性 TCR 表达的 TCR-T 细胞治疗晚期或复发滑膜肉瘤的 I 期研究，在入组的 8 例患者中，ORR 为 50%，50% 的患者发生了细胞因子释放综合征[132]。在一项名为 SPEARHEAD 1 的 II 期开放标签试验中，D'angelo 等人评估了 MAGE-A4 特异性 TCR-T 细胞（afamitresgene autoeucel）治疗晚期/转移性滑膜肉瘤（SS）或黏液样脂肪肉瘤（MLS）患者的安全性、耐受性和有效性。在 52 例可评估受试者中（44 例 SS 和 8 例 MLS），总体 ORR 为 37%（SS 为 39%，MLS 为 25%），71% 的患者发生了细胞因子释放综合征（其中 1 例为 3 级细胞因子释放综合征）[133]。2024 年 8 月 2 日，美国 FDA 已批准 MAGE-A4

特异性 TCR-T 细胞用于既往接受过化疗的滑膜肉瘤患者的治疗。

由于 TCR-T 细胞治疗在总缓解率和总生存期方面优于晚期软组织肉瘤的二线治疗，而且具有可接受的安全性，因此 TCR-T 细胞疗法可作为特定抗原阳性的晚期软组织肉瘤患者的一种治疗选择。

五、软组织肉瘤内科治疗常见不良反应管理

对于内科治疗后常见的不良反应，应根据临床实际情况进行积极处理，必要时可进行预防性处理，不良反应严重时可对治疗药物剂量酌情进行调整。

1. 化疗常见不良反应管理

> **专家共识**
>
> 化疗是软组织肉瘤综合治疗的重要组成部分，合理规范使用化疗并且全程管理呕吐、骨髓抑制、心脏毒性、出血性膀胱炎和腹泻等化疗常见不良反应，对于提高患者生存质量、减少复发转移、延长生存时间都有至关重要的作用。临床医生应根据患者的具体病情、实际情况及个人意愿等，综合制订适合患者的化疗方案。

（1）呕吐

软组织肉瘤常用的化疗药物（如多柔比星、异环磷酰胺、达卡巴嗪等）都是高致吐性药物（>90%），在化疗前推荐采用三药方案预防性止吐，如选择性5-羟色胺3（5-hydroxytryptamine 3，5-HT_3）受体拮抗剂+地塞米松+神经激肽1（neurokinin1，NK1）受体拮抗剂，奥氮平+选择性5-HT_3受体拮抗剂+地塞米松，奥氮平+选择性5-HT_3

受体拮抗剂＋地塞米松＋NK1受体拮抗剂，酌情加用质子泵抑制剂或镇静剂。除服用药物预防呕吐外，良好的生活方式也能缓解恶心呕吐，如少食多餐、选择健康有益的食物、控制食量、不吃刺激性食物、不过度饮酒等。此外，还须注意可能导致或加重恶心呕吐的其他因素，如肠梗阻、前庭功能异常、脑转移、电解质异常、尿毒症、与阿片类药物联合使用、心理因素等。

中医学认为，化疗后消化道副反应可归属于"痞满""纳呆""呃逆"等范畴，其病机为癌毒内存、损耗正气、正气不足、脾胃受损、运化失司、脾气不足，治疗上应多从脾胃入手，补虚泄实。可采用健脾益气法，如应用香砂六君子汤加减、半夏泻心汤加减、温针灸、穴位敷贴等治疗。

（2）*骨髓抑制*

大多数联合化疗在用药后 1～2 周出现白细胞下降，10～14 天降至最低，3～4 周恢复正常，为保证化疗的顺利进行和减少化疗的骨髓毒性，通常需要给予对症支持治疗。软组织肉瘤常用的化疗方案（如 AI、VDC/IE、大剂量阿霉素、大剂量异环磷酰胺等）通常会导致 50% 左右的 3—4 级粒细胞下降，属于发生高危粒细胞减少性发热风险的化疗方案，推荐一级预防性使用粒细胞集落刺激因子（granulocyte-colony stimulating factor，G-CSF）；对于其他中、低危发生粒细胞减少性发热的化疗方案（如吉西他滨、白蛋白结合型紫杉醇、艾立布林等），推荐二级预防性使用 G-CSF。G-CSF 预防使用可选择短效重组人 G-CSF（recombinant human G-CSF，rhG-CSF）多次注射，也可选择半衰期更长的聚乙二醇化重组人 G-CSF（pegylated recombinant human G-CSF，PEG-rhG-CSF）单次注射。rhG-CSF是预防性应用，其在临床应用中存在延迟用药和提前停药、患者依从性差等情况，而PEG-rhG-CSF每个化疗周期仅须使用1次，使用更为便捷，能提高患者依从性，能有效保障患者安全及化疗方案足剂量足疗程实施。化疗所致的血小板减少的治疗主要包括血小板输注、促血小板生长因子（包括重组人血小板生成素和重组人白细胞介素-11）。对于出血风险较高的患者，为预防下一个化疗周期再次出现严重的血小板下降，可预防性使用促血小板生长因子，以保证化疗顺利进行。化疗导致的贫血也是临床上日益突出的问题，严重贫血会影响患者的生活质量，阻碍化疗的顺利进行，从而影响疗效。除了加强营养，输血、促红细胞生成素、补充铁剂等都是纠正贫血的方法。

中医学将骨髓抑制归为"虚劳""血虚"等范畴，并且认为化疗伤气，放疗伤阴，抗肿瘤治疗可耗气伤阴、损伤气血。经方、验方治疗中应用的八珍汤、龟鹿二仙汤、归脾汤等经典方剂都具有骨髓保护作用。补白颗粒、地榆升白片、芪胶升白胶囊等中成药是目前治疗骨髓抑制应用较多且疗效确切的几种中成药。

（3）**心脏毒性**

蒽环类药物导致心脏损伤的机制目前尚不明确，可能与产生氧自由基直接损伤有关。蒽环类药物的心脏毒性分为急性、亚急性和慢性毒性。急性/亚急性毒性通常指用药期间发生的毒性，表现为非特异性ST-T段改变、QRS波低电压、QT间期延长，心律失常（包括窦性心动过速、室上性心律失常、交界性心律失常等），以及各型房室和束支传导阻滞，多为暂时性、可逆；慢性毒性指停药后发生的毒性，包括心功能不全、心力衰竭、扩张型心肌病、心律失常等，通常为不可逆，与累积剂量有关。蒽环类药物心脏毒性的预防包括以下几方面：①限制累积剂量和调整给药方式，目前指南推荐多柔比星最大累积剂量应小于550 mg/m^2，若有纵隔放疗史或合用其他心脏毒性药物，建议多柔比星最大累积剂量应小于400 mg/m^2；②应用新一代蒽环类化疗药，多柔比星脂质体可降低传统蒽环类药物的不良反应（如心脏毒性、血液毒性）；③定期监测并长期随访，如超声心动图、心电图、生物标记物、心脏磁共振成像、心内膜活检等都是监测心脏毒性的方法，国内较公认的监测心脏毒性的方法是监测左心射血分数和肌钙蛋白；④使用心脏保护剂进行预防，心脏保护药物包括血管紧张素转化酶抑制剂（angiotensin converting enzyme inhibitor，ACEI）/血管紧张素 II 受体阻滞剂（angiotensin II receptor blocker，ARB）类药物、β 受体阻滞剂、他汀类药物和右雷佐生等，其中，右雷佐生是唯一有循证医学证据表明可以有效预防蒽环类药物心脏毒性的药物。患者出现心脏症状时须及时请心血管专科医生协同治疗，给予对症处理，若使用 ACEI/ARB 类药物、β 受体阻滞剂等，尽量保存患者的心功能，提高患者生活质量。

（4）**出血性膀胱炎**

出血性膀胱炎是急性或缓慢加剧的膀胱弥漫性出血，可由多种原因引起。软组织肉瘤化疗中大剂量环磷酰胺和异环磷酰胺有 10%～40% 患者可发生出血性膀胱炎，其机制主要是环磷酰胺和异环磷酰胺的代谢产物（丙烯醛和4 –

羟基异环磷酰胺类）可损伤泌尿道和膀胱黏膜上皮。对于环磷酰胺和异环磷酰胺引起的出血性膀胱炎，预防优于治疗。美司钠是最常用的泌尿系保护剂，其代谢物可结合膀胱中的丙烯醇，促进有效排泄。2002 年，美国临床肿瘤学会制定的使用美司钠的临床实践指南建议：对于标准剂量的异环磷酰胺［小于 2.5 g/(m² · d)］，美司钠的用量为异环磷酰胺日总量的 60%，分 3 次给药，分别是异环磷酰胺给药前 15 min 和给药后 4 h 和 8 h，化疗期间患者应每天至少饮用 2 L 水，保持尿量在 3 L 以上，并保持膀胱放空状态。若化疗期间出现出血性膀胱炎，应暂停使用环磷酰胺或异环磷酰胺，追加美司钠解救，水化及碱化尿液，必要时给予抗感染治疗、解除尿路梗阻、镇痛解痉、膀胱冲洗等对症支持治疗。

（5）腹泻

软组织肉瘤部分化疗方案中含有伊立替康，伊立替康的急性和迟发性腹泻需要引起足够重视和及时预防。建议使用伊立替康治疗的患者治疗前完善 *UGT1A1* 基因检测。伊立替康具有抗胆碱酯酶活性，可使体内乙酰胆碱积聚，急性腹泻往往与急性胆碱能综合征有关，常在用药 24 h 内出现早期腹泻，同时可伴多汗、视物模糊、痉挛性腹痛、唾液分泌增加等表现。严重的急性胆碱能综合征发生率约为 9%。轻者可自行缓解，重者应给予阿托品 0.25 mg 皮下注射。对于没有阿托品禁忌证（如哮喘）的患者，阿托品也可预防性使用。用药 24 h 后发生的迟发性腹泻是伊立替康的剂量限制性毒性。严重腹泻发生率为 20% ~ 39%，中位发生时间为 5 天，平均持续 4 天。既往接受过腹盆腔放疗、基础白细胞升高及状况不佳［体能状态（performance status，PS）≥2)］的患者腹泻发生率更高。发生腹泻后应口服大量含电解质的饮料，严重腹泻需要静脉补液以防脱水和电解质紊乱。大剂量洛哌丁胺对治疗腹泻有效，方法为首剂4 mg，之后2 mg，每2 h 1次，直至末次水样便后继续用药12 h，最长用药不超过48 h。洛哌丁胺不作为预防性用药。使用洛哌丁胺后依旧腹泻的患者可使用奥曲肽100 μg治疗（每天3次），如果24 h后没有缓解，可增加剂量或改为奥曲肽持续静脉泵入25 ～ 50 μg/h。蒙脱石散可吸附肠腔内7 - 乙基 - 10 - 羟基喜树碱（7-ethyl-10-hydroxycamptothecin，SN-38，伊立替康的生物活性代谢物），因此可同时口服。合并粒细胞缺乏的患者应使用广谱抗生素预防性治疗。严重腹泻患者下个周期治疗减量。

2. 靶向药物常见不良反应管理

专家共识

靶向药物治疗时须全程管理监测不良反应。警惕有无手 - 足综合征、皮疹、胃肠道反应、口腔黏膜炎等症状，监测血压，定期复查血常规、肝功能、肾功能、尿常规、甲状腺功能等。

(1) 手 - 足综合征和皮肤毒性

尿素软膏和马油是预防和处理轻度手 - 足综合征的有效药物。对于皮肤疼痛，可以采用复方利多卡因乳膏夜间包敷，其是一种表面麻醉剂，可有效缓解疼痛。其他药物包括可待因和普瑞巴林。对于皮肤溃疡，一方面要做好溃疡表面的清洁，另一方面可以采用康复新液喷在溃疡表面，重者可加重组人成纤维细胞生长因子，胰岛素也可喷在溃疡表面，促进溃疡愈合。黄芪桂枝五物汤、身痛逐瘀汤、加味仙方活命饮、复方黄柏液、湿润烧伤膏、参草手足润肤膏、紫草膏、甘草、甘油等中药对手 - 足综合征也有一定的治疗作用。

（2）高血压

高血压的处理策略（表7）：严重高血压病例须停用靶向药物直至血压恢复正常。

表7　高血压的处理原则和策略

血压监测	（1）基线测血压。 （2）有高血压史者密切监测血压变化。 （3）治疗期间常规监测血压。 （4）建议患者在家中监测血压
控制目标	（1）治疗期间血压控制在 140/90 mmHg 以下，65 岁或以上老年患者可适当放宽标准，收缩压控制在 150 mmHg 以内即可。 （2）治疗期间收缩压大于 200 mmHg 或舒张压大于 110 mmHg 时立即停药
药物控制	最好选用 ACEI 或 ARB 类药物，若患者合并有基础高血压，可以考虑 ACEI/ARB 类药物联合利尿剂
患者教育	（1）告知血压升高风险，血压监测和记录。 （2）可能有头痛、头晕眼花、心悸或晕厥，也可能没有症状。 （3）服用靶向药物期间，患者应告知医生同时使用的其他药物

（3）胃肠道症状

软组织肉瘤靶向治疗出现的胃肠道症状，通常不需要减低剂量或中断治疗，给予合适的合并药物即可控制并减轻出现的不良反应（表8）。

表8　主要胃肠道症状和处理原则

严重程度分级	临床特征描述：恶心	临床特征描述：呕吐	处理原则
1	食欲下降，饮食习惯无改变	24 h 内发生 1 次	无须调整剂量
2	摄入量减少；体重无明显下降，无脱水或营养不良；静脉补液时间小于 24 h	24 h 内发生 2 ～ 5 次；静脉补液时间小于 24 h	无须调整剂量
3	营养不良或脱水；静脉营养、补液时间不小于 24 h	24 h 内发生超过 6 次；静脉营养、补液时间不小于 24 h	症状控制不佳时考虑减量或停药
4	危及生命	危及生命	症状控制不佳时考虑减量或停药

腹泻也是部分靶向药物治疗的常见不良反应，症状呈剂量依赖性，发生机制尚不明确。有研究结果提示，发生腹泻可能与氯离子的过度分泌有关。患者行酪氨酸激酶抑制剂治疗后，腹泻发生率为 30% ～ 50%，多为 1—2 级，3

级及以上的发生率小于5%，患者临床表现为大便次数明显增加和大便性状改变（稀便、水样便、黏脓便或脓血便），症状严重者会合并全身脱水症状。对于1—2级腹泻，无须调整酪氨酸激酶抑制剂剂量，可嘱患者清淡饮食，食用易消化、富含维生素的食物，可酌情予以益生菌调节肠道菌群。对于3—4级腹泻，建议停止酪氨酸激酶抑制剂治疗，给予患者益生菌调节肠道菌群，同时给予蒙脱石散、洛哌丁胺对症治疗，并调整饮食，避免进食生冷、辛辣刺激及油腻食物，多进食低纤维、高蛋白食物。待症状缓解至小于等于1级后恢复酪氨酸激酶抑制剂治疗，必要时可酌情降低药物剂量。

（4）口腔症状

口腔症状包括感觉异常、味觉改变、口干和口腔炎等。口腔症状的处理原则：一般不需要调整剂量或停药；若发生溃疡，暂停2～3天治疗有利于愈合；针对口腔溃疡和口角炎进行缓解治疗（给予漱口水、止痛剂和支持疗法）。中医治疗应辨明虚实和标本缓急，随证加减，缓解疼痛，促进溃疡愈合。常用方剂有导赤散、凉膈散、甘草泻心汤加减等，常用中成药因证型不同可辨证使用牛黄上清片、黄连上清丸、六味地黄丸、知柏地黄丸、二妙丸、甘露消毒丸等。

（5）肝毒性

国内乙型肝炎病毒（hepatitis B virus，HBV）感染率较高，在使用靶向药物治疗前建议进行HBV检测并评估肝炎的严重程度，在治疗期间应密切监测病毒数量；治疗前可预防性应用拉米夫定、恩替卡韦等抗乙肝病毒药物，以降低 HBV 再激活和急性肝炎的发生率。另外，国内有大量的酒精肝和脂肪肝患者，也需要采取相关干预对策。肝毒性属于中医"黄疸""胁痛""虚劳""积聚"等范畴，治以疏肝解郁、健脾利湿、柔肝养血、退黄清热，常用方药有茵陈蒿合小柴胡汤、逍遥散、补中益气汤合桃红四物汤、血府逐瘀汤、六味地黄丸等。

3. 免疫治疗常见不良反应管理

专家共识

在免疫治疗过程中要全程监测不良反应，根据免疫治疗相关毒性分级进行管理。对于接受免疫治疗的患者，常规进行病史询问、基础疾病管理，并全面完善基线筛查，包括血常规、肝功能、肾功能、甲状腺功能、下丘脑－垂体激素轴、心肌酶、脑钠肽、尿常规、心电图、胸部 CT 等。对于病史评估存在明确基础性疾病的患者，推荐 MDT 综合评估。建议充分管理基础疾病或合并症后再启动免疫治疗。

（1）免疫检查点抑制剂相关毒性分级管理总原则

免疫检查点抑制剂相关毒性分级管理总原则见表 9。

表 9　免疫检查点抑制剂相关毒性分级管理总原则

级别	分级	住院级别	糖皮质激素	其他免疫抑制剂	ICIs 治疗
轻度毒性	G1	无须住院	不推荐	不推荐	继续使用

（续上表）

级别	分级	住院级别	糖皮质激素	其他免疫抑制剂	ICIs 治疗
中度毒性	G2	无须住院	局部使用糖皮质激素，或全身使用糖皮质激素，口服泼尼松，0.5～1 mg/（kg·d）	不推荐	暂停使用
重度毒性	G3	住院治疗	全身糖皮质激素治疗，口服泼尼松或静脉使用1～2 mg/（kg·d）甲泼尼龙，后逐步减量	对糖皮质激素治疗2～5天后症状未能缓解的患者，可考虑在专科医师指导下使用	停用，基于患者的风险与获益比的大小讨论是否恢复ICIs治疗
危及生命的毒性	G4	住院治疗，考虑收入重症加强护理病房治疗	全身糖皮质激素治疗，静脉使用甲泼尼龙，1～2 mg/（kg·d），连续3天，若症状缓解，逐渐减量至1 mg/（kg·d）维持，后逐步减量，4～6周停药	对糖皮质激素治疗2～5天后症状未能缓解的患者，可考虑在专科医师指导下使用	永久停用

免疫治疗相关毒性处理是按照分级原则进行的。毒性管理在很大程度上依赖于糖皮质激素的使用。糖皮质激素是最常用的免疫抑制剂。在临床上应该根据毒性分级、毒性对生命威胁的严重程度来判断是否使用糖皮质激素，包括剂量和剂型。对于瘙痒等对生命威胁不大的毒性，G2 时也可暂不使用糖皮质激素，G3 时才使用 0.5 ～ 1 mg/（kg·d）泼尼松。而对于心肌炎等对生命产生严重威胁的毒性，则强调激素的足量使用。使用糖皮质激素要及时，延迟使用（超过 5 天）会影响部分 ICIs 相关毒性的最终处理效果，如腹泻、结肠炎。为防止毒性复发，糖皮质激素减量应逐步进行（超过 4 周，有时需要 6 ～ 8 周或更长时间），特别是在治疗免疫相关性肺炎和肝炎时。在糖皮质激素无效的情况下，可以考虑使用其他免疫抑制剂，包括肿瘤坏死因子 α 抑制剂（如英夫利西单抗）、麦考酚酯、他克莫司及生物性免疫制剂如抗胸腺细胞球蛋白等。若仅表现为皮肤或内分泌症状，可继续 ICIs 治疗。

（2）**皮肤毒性**

多数皮肤毒性可以通过适当的干预而不影响 ICIs 的继续使用，若发生 4 级皮肤毒性，如 Stevens-Johnson 综合征（Stevens-Johnson syndrome，SJS）/中毒性表皮坏死松解症（toxic epidermal necrolysis，TEN ）或伴嗜酸性粒细胞增多和系统症状的药疹，应该永久终止使用 ICIs。使用泼尼松治疗，应持续使用直至症状改善至毒性等级小于等于 1 级，并在 4 ～ 6 周内逐步减量。对于不少于 4 周使用超过 20 mg泼尼松龙或等效剂量药物的患者，应考虑使用抗生素预防肺孢子菌肺炎。长期使用糖皮质激素时，须补充钙剂和维生素 D。使用糖皮质激素治疗时，还要注意使用质子泵抑制剂预防胃肠道反应。

（3）内分泌毒性

内分泌毒性管理原则见表 10。

表 10　内分泌毒性管理原则

内分泌毒性	治疗
甲状腺功能亢进症	若有症状，口服普萘洛尔、美替洛尔或者阿替洛尔缓解症状，严重症状者须住院治疗
甲状腺功能减退	继续 ICIs 治疗，若促甲状腺激素升高（大于 10 μIU/mL），补充甲状腺素。监测促甲状腺激素及游离甲状腺素，若确诊为中枢性甲状腺功能减退，参照垂体炎治疗
垂体炎	暂停 ICIs 治疗，直至急性症状缓解；如果出现急性严重症状并担心垂体占位效应，可予以甲泼尼龙/泼尼松 1～2 mg/（kg·d），症状消失后迅速减至生理替代剂量
高血糖/糖尿病	新发高血糖（小于 11.1 mmol/L）如果患者有症状和/或 2 型糖尿病病史且不伴糖尿病酮症酸中毒，继续 ICIs 治疗，治疗期间应动态监测血糖；发生糖尿病酮症酸中毒时暂停 ICIs，住院治疗，行糖尿病酮症酸中毒管理，在内分泌专家指导下使用胰岛素

（4）肝脏毒性

肝脏毒性分级管理原则见表 11。

表 11　肝脏毒性分级管理原则

毒性分级	治疗
G1	继续 ICIs 治疗
G2	暂停 ICIs 治疗，口服泼尼松 $0.5 \sim 1$ mg/(kg·d)，总疗程至少 4 周，直至毒性降至 G1 及以下
G3	停用 ICIs，静脉使用甲泼尼龙 $1 \sim 2$ mg/(kg·d)，待肝脏毒性降至 G2 后，可改口服泼尼松，毒性降至 G1 可考虑重启 ICIs 治疗
G4	永久停用 ICIs，并住院治疗。静脉使用甲泼尼龙 $1 \sim 2$ mg/(kg·d)，待肝脏毒性降至 G2 后，可改为口服泼尼松，总疗程至少 4 周。若 3 天后肝功能无好转，考虑加用吗啡麦考酚，不推荐使用英夫利西单抗

（5）肺毒性

肺毒性分级管理原则见表 12。

表 12　肺毒性分级管理原则

毒性分级	治疗
G1	暂停 ICIs 治疗，密切随访胸部 CT 及肺功能，若影像学无改变，考虑继续治疗及随访
G2	暂停 ICIs 治疗，直至降至 G1 及以下。静滴甲泼尼龙 $1 \sim 2$ mg/(kg·d)，治疗 $48 \sim 72$ h 后，若症状改善，激素在 $4 \sim 6$ 周内按照每周 $5 \sim 10$ mg 逐步减量；若症状无改善，按 G3、G4 反应治疗；若不能完全排除感染，须考虑加用经验性抗感染治疗。$3 \sim 4$ 周后复查胸部 CT。待临床症状和影像学缓解至 G1 及以下，免疫药物可在评估后使用

（续上表）

毒性分级	治疗
G3	永久停用 ICIs，住院治疗。如果尚未完全排除感染，须进行经验性抗感染治疗。静脉滴注甲泼尼龙，酌情行肺通气治疗；48 h 后若无改善，可考虑接受英夫利西单抗或吗啡麦考酚或静脉注射免疫球蛋白
G4	

（6）细胞因子释放综合征

细胞因子释放综合征（CRS）分级见表 13。

表 13　细胞因子释放综合征分级

CRS 分级	发热	低血压	或缺氧
1 级	体温≥38 ℃	无	无
2 级	体温≥38 ℃	不需要升压药	仅需低流量鼻导管（≤6 L/min）给氧
3 级	体温≥38 ℃	使用一种升压药物	需要高流量给氧（≥6 L/min）
4 级	体温≥38 ℃	需要多种升压药物治疗	需要正压通气

CRS 处理：低级别 CRS 可通过退热药支持性治疗进行管理，但要确保无其他因素导致发热（如感染）。中/重度 CRS 可接受白介素 6 受体阻断抗体托珠单抗治疗，伴/不伴糖皮质激素免疫抑制，以及强化支持治疗，包括液体复苏和血管加压药治疗低血压，并根据缺氧需要进行辅助供氧。

六、结　　语

　　软组织肉瘤的内科治疗在多学科个体化、综合治疗中具有举足轻重的地位，多种新型治疗手段及治疗药物仍在不断探索与开发中，相关临床及基础研究正在不断发展，未来将有更多重要成果涌现。软组织肉瘤的内科治疗将在兼顾疗效及安全性的前提下，为软组织肉瘤个体化治疗提供更多可能，为肉瘤患者提供更多治疗选择，改善患者预后，提高患者生存质量。伴随新进展的出现，专家组将定期更新本共识。

参 考 文 献

[1] CIDRE-ARANAZ F, WATSON S, AMATRUDA J F, et al. Small round cell sarcomas [J]. Nature reviews disease primers, 2022, 8 (1): 66.

[2] FERRARI A, DILEO P, CASANOVA M, et al. Rhabdomyosarcoma in adults: a retrospective analysis of 171 patients treated at a single institution [J]. Cancer: interdisciplinary international journal of the American Cancer Society, 2003, 98 (3): 571 – 580.

[3] YASUI N, YOSHIDA A, KAWAMOTO H, et al. Clinicopathologic analysis of spindle cell/sclerosing rhabdomyo sarcoma [J]. Pediatric blood & cancer, 2015, 62 (6): 1011 – 1016.

[4] HOW G Y, KUICK C H, YONG M H, et al. Clinicopathological and treatment response characteristics of updated rhabdomyosarcoma histomolecular subtypes: an Asian population-based study [J]. Asia-Pacific journal of clinical oncology, 2023 (21): 65 – 76.

[5] GRIER H E, KRAILO M D, TARBELL N J, et al. Addition of ifosfamide and etoposide to standard chemotherapy for Ewing's sarcoma and primitive neuroectodermal tumor of bone [J]. The New England journal of medicine, 2003, 348 (8):

694 – 701.

[6] WOMER R B, WEST D C, KRAILO M D, et al. Randomized controlled trial of interval-compressed chemotherapy for the treatment of localized Ewing sarcoma: a report from the Children's Oncology Group [J]. Journal of clinical oncology, 2012, 30 (33): 4148 – 4154.

[7] JUERGENS C, WESTON C, LEWIS I, et al. Safety assessment of intensive induction with vincristine, ifosfamide, doxorubicin, and etoposide (VIDE) in the treatment of Ewing tumors in the EURO-E. W. I. N. G. 99 clinical trial [J]. Pediatric blood & cancer, 2006, 47 (1): 22 – 29.

[8] PAULUSSEN M, AHRENS S, DUNST J, et al. Localized Ewing tumor of bone: final results of the cooperative Ewing's Sarcoma Study CESS 86 [J]. Journal of clinical oncology, 2001, 19 (6): 1818 – 1829.

[9] PAULUSSEN M, CRAFT A W, LEWIS I, et al. Results of the EICESS-92 study: two randomized trials of Ewing's sarcoma treatment-cyclophosphamide compared with ifosfamide in standard-risk patients and assessment of benefit of etoposide added to standard treatment in high-risk patients [J]. Journal of clinical oncology, 2008, 26 (27): 4385 – 4393.

[10] BORINSTEIN S C, STEPPAN D, HAYASHI M, et al. Consensus and controversies regarding the treatment of rhabdomyosarcoma [J]. Pediatric blood & cancer, 2018, 65 (2): e26809.

[11] PERVAIZ N, COLTERJOHN N, FARROKHYAR F, et al. A systematic meta-analysis of randomized controlled trials of adjuvant chemotherapy for localized resectable soft-tissue sarcoma [J]. Cancer, 2008, 113 (3): 573 – 581.

[12] GRONCHI A, PALMERINI E, QUAGLIUOLO V, et al. Neoadjuvant chemotherapy in high-risk soft tissue sarcomas: final results of a randomized trial from Italian (ISG), Spanish (GEIS), French (FSG), and Polish (PSG) Sarcoma Groups [J]. Journal of clinical oncology, 2020, 38 (19): 2178 – 2186.

[13] GRONCHI A, PALMERINI E, QUAGLIUOLO V, et al. Neoadjuvant Chemotherapy in high-grade myxoid liposarcoma: results of the expanded cohort of a randomized trial from Italian (ISG), Spanish (GEIS), French (FSG), and Polish Sarcoma Groups (PSG) [J]. Journal of clinical oncology, 2024, 42 (8): 898 – 906.

[14] RYAN C W, MONTAG A G, HOSENPUD J R, et al. Histologic response of dose-intense chemotherapy with preoperative hypofractionated radiotherapy for patients with high-risk soft tissue sarcomas [J]. Cancer, 2008, 112 (11): 2432 – 2439.

[15] PALASSINI E, FERRARI S, VERDERIO P, et al. Feasibility of preoperative chemotherapy with or without radiation therapy in localized soft tissue sarcomas of limbs and superficial trunk in the Italian sarcoma group/grupo español de investigación en sarcomas randomized clinical trial: three versus

five cycles of full-dose epirubicin plus ifosfamide [J]. Journal of clinical oncology, 2015, 33 (31): 3628 – 3634.

[16] DELANEY T F, SPIRO I J, SUIT H D, et al. Neoadjuvant chemotherapy and radiotherapy for large extremity soft-tissue sarcomas [J]. International journal of radiation oncology, biology, physics, 2003, 56 (4): 1117 – 1127.

[17] KRAYBILL W G, HARRIS J, SPIRO I J, et al. Long-term results of a phase 2 study of neoadjuvant chemotherapy and radiotherapy in the management of high-risk, high-grade, soft tissue sarcomas of the extremities and body wall: Radiation Therapy Oncology Group Trial 9514 [J]. Cancer, 2010, 116 (19): 4613 – 4621.

[18] MULLEN J T, KOBAYASHI W, WANG J J, et al. Long-term follow-up of patients treated with neoadjuvant chemotherapy and radiotherapy for large, extremity soft tissue sarcomas [J]. Cancer, 2012, 118 (15): 3758 – 3765.

[19] WEISS A R, CHEN Y L, SCHARSCHMIDT T J, et al. Pathological response in children and adults with large unresected intermediate-grade or high-grade soft tissue sarcoma receiving preoperative chemoradiotherapy with or without pazopanib (ARST1321): a multicentre, randomised, open-label, phase 2 trial [J]. The lancet oncology, 2020, 21 (8): 1110 – 1122.

[20] WEISS A R, CHEN Y L, SCHARSCHMIDT T J, et al. Outcomes after preoperative chemoradiation with or without pazopanib in non-rhabdomyosarcoma soft tissue sarcoma:

a report from children's oncology group and NRG oncology [J]. Journal of clinical oncology, 2023, 41 (31): 4842 – 4848.

[21] LONG Z, LU Y, LI M, et al. Evaluation of Anlotinib combined with adriamycin and ifosfamide as conversion therapy for unresectable soft tissue sarcomas [J]. Cancers, 2023, 15 (3): 700.

[22] CHEN Y, SUN W, WANG S, et al. 1950P A single-arm, phase II clinical trial of neoadjuvant pegylated liposomal doxorubicin plus anlotinib in locally advanced soft tissue sarcoma [J]. Annals of oncology, 2023, 34 (S2): S1045.

[23] MUNHOZ R R, D'ANGELO S P, GOUNDER M M, et al. A phase Ib/II study of gemcitabine and docetaxel in combination with pazopanib for the neoadjuvant treatment of soft tissue sarcomas [J]. The oncologist, 2015, 20 (11): 1245 – 1246.

[24] VAN MEEKEREN M, BOVEE J, VAN COEVORDEN F, et al. A phase II study on the neo-adjuvant combination of pazopanib and radiotherapy in patients with high-risk, localized soft tissue sarcoma [J]. Acta oncologica, 2021, 60 (12): 1557 – 1564.

[25] CANTER R J, BORYS D, OLUSANYA A, et al. Phase I trial of neoadjuvant conformal radiotherapy plus sorafenib for patients with locally advanced soft tissue sarcoma of the extremity [J]. Annals of surgical oncology, 2014, 21: 1616 – 1623.

[26] YOON S S, DUDA D G, KARL D L, et al. Phase II

study of neoadjuvant bevacizumab and radiotherapy for resectable soft tissue sarcomas [J]. International journal of radiation oncology, biology, physics, 2011, 81 (4): 1081 – 1090.

[27] UGUREL S, MENTZEL T, UTIKAL J, et al. Neoadjuvant imatinib in advanced primary or locally recurrent dermatofibrosarcoma protuberans: a multicenter phase Ⅱ DeCOG trial with long-term follow-up [J]. Clinical cancer research, 2014, 20 (2): 499 – 510.

[28] ROLAND C L, NASSIF HADDAD E F, KEUNG E Z, et al. A randomized, non-comparative phase 2 study of neoadjuvant immune-checkpoint blockade in retroperitoneal dedifferentiated liposarcoma and extremity/truncal undifferentiated pleomorphic sarcoma [J]. Nature cancer, 2024, 5 (4): 625 – 641.

[29] MOWERY Y M, BALLMAN K V, HONG A M, et al. SU2C-SARC032: a randomized trial of neoadjuvant RT and surgery with or without pembrolizumab for soft tissue sarcoma [J]. Journal of clinical oncology, 2024, 42 (S16): 11504.

[30] LACEY S R, JEWETT T C J R, KARP M P, et al. Advances in the treatment of rhabdomyosarcoma [J]. Seminars in surgical oncology, 1986, 2 (3): 139 – 146.

[31] GASPAR N, HAWKINS D S, DIRKSEN U, et al. Ewing sarcoma: current management and future approaches through collaboration [J]. Journal of clinical oncology, 2015, 33 (27): 3036 – 3046.

[32] MOVVA S, VON MEHREN M, ROSS E A, et al. Patterns of chemotherapy administration in high-risk soft tissue

sarcoma and impact on overall survival [J]. Journal of the national comprehensive cancer network, 2015, 13 (11): 1366 – 1374.

[33] ITALIANO A, DELVA F, MATHOULIN-PELISSIER S, et al. Effect of adjuvant chemotherapy on survival in FNCLCC grade 3 soft tissue sarcomas: a multivariate analysis of the French Sarcoma Group Database [J]. Annals of oncology, 2010, 21 (12): 2436 – 2441.

[34] WOLL P J, REICHARDT P, LE CESNE A, et al. Adjuvant chemotherapy with doxorubicin, ifosfamide, and lenograstim for resected soft-tissue sarcoma (EORTC 62931): a multicentre randomised controlled trial [J]. The lancet oncology, 2012, 13 (10): 1045 – 1054.

[35] FRUSTACI S, GHERLINZONI F, DE PAOLI A, et al. Adjuvant chemotherapy for adult soft tissue sarcomas of the extremities and girdles: results of the Italian randomized cooperative trial [J]. Journal of clinical oncology, 2001, 19 (5): 1238 – 1247.

[36] GHERLINZONI F, BACCI G, PICCI P, et al. A randomized trial for the treatment of high-grade soft-tissue sarcomas of the extremities: preliminary observations [J]. Journal of clinical oncology, 1986, 4 (4): 552 – 558.

[37] WANG C M, HU X, YANG L G, et al. Anlotinib versus placebo as adjuvant therapy for completely resected high-grade soft tissue sarcomas: interim results of a phase 2, double-blinded, randomized controlled trial [J]. Journal of clinical

oncology, 2024, 42 (S16): 11562 – 11562.

[38] KAO Y C, OWOSHO A A, SUNG Y S, et al. BCOR-CCNB3 fusion positive sarcomas: a clinicopathologic and molecular analysis of 36 cases with comparison to morphologic spectrum and clinical behavior of other round cell sarcomas [J]. The American journal of surgical pathology, 2018, 42 (5): 604 – 615.

[39] DIAZ-PEREZ J A, NIELSEN G P, ANTONESCU C, et al. EWSR1/FUS-NFATc2 rearranged round cell sarcoma: clinicopathological series of 4 cases and literature review [J]. Human pathology, 2019, 90: 45 – 53.

[40] JUDSON I, VERWEIJ J, GELDERBLOM H, et al. Doxorubicin alone versus intensified doxorubicin plus ifosfamide for first-line treatment of advanced or metastatic soft-tissue sarcoma: a randomised controlled phase 3 trial [J]. The lancet oncology, 2014, 15 (4): 415 – 423.

[41] ANTMAN K, CROWLEY J, BALCERZAK S P, et al. An intergroup phase Ⅲ randomized study of doxorubicin and dacarbazine with or without ifosfamide and mesna in advanced soft tissue and bone sarcomas [J]. Journal of clinical oncology, 1993, 11 (7): 1276 – 1285.

[42] LE CESNE A, JUDSON I, CROWTHER D, et al. Randomized phase Ⅲ study comparing conventional-dose doxorubicin plus ifosfamide versus high-dose doxorubicin plus ifosfamide plus recombinant human granulocyte-macrophage colony-stimulating factor in advanced soft tissue sarcomas: a

trial of the European Organization for Research and Treatment of Cancer/Soft Tissue and Bone Sarcoma Group [J]. Journal of clinical oncology, 2000, 18 (14): 2676 - 2684.

[43] D'AMBROSIO L, TOUATI N, BLAY J Y, et al. Doxorubicin plus dacarbazine, doxorubicin plus ifosfamide, or doxorubicin alone as a first-line treatment for advanced leiomyosarcoma: a propensity score matching analysis from the European Organization for Research and Treatment of Cancer Soft Tissue and Bone Sarcoma Group [J]. Cancer: interdisciplinary international journal of the American Cancer Society, 2020, 126 (11): 2637 - 2647.

[44] PAUTIER P, ITALIANO A, PIPERNO-NEUMANN S, et al. Doxorubicin alone versus doxorubicin with trabectedin followed by trabectedin alone as first-line therapy for metastatic or unresectable leiomyosarcoma (LMS-04): a randomised, multicentre, open-label phase 3 trial [J]. The lancet oncology, 2022, 23 (8): 1044 - 1054.

[45] WANG Z M, ZHUANG R Y, GUO X, et al. Anlotinib plus epirubicin followed by anlotinib maintenance as first-line treatment for advanced soft-tissue sarcoma: an open-label, single-arm, phase II trial [J]. Clinical cancer research, 2022, 28 (24): 5290 - 5296.

[46] LIU Z, LIU M, XU J, et al. Efficacy and safety of anlotinib combined with anthracycline and ifosfamide followed by anlotinib maintenance in advanced soft tissue sarcoma: a single-arm, phase 2 trial [J]. Journal of clinical oncology,

2023, 41 (S16): 11553.

[47] HENSLEY M L, MILLER A, O'MALLEY D M, et al. Randomized phase Ⅲ trial of gemcitabine plus docetaxel plus bevacizumab or placebo as first-line treatment for metastatic uterine leiomyosarcoma: an NRG Oncology/Gynecologic Oncology Group study [J]. Journal of clinical oncology, 2015, 33 (10): 1180 – 1185.

[48] CHO H J, SIM N S, SHIN S-J, et al. Phase Ⅰb/Ⅱ trial of durvalumab plus doxorubicin combination in patients with advanced soft-tissue sarcoma [J]. Journal of clinical oncology, 2024, 42 (S16): 11552.

[49] LIU X, GUO Y, YAN W, et al. Sintilimab, doxorubicin and ifosfamide (AI) as first-line treatment in patients with advanced undifferentiated pleomorphic sarcoma (UPS), synovial sarcoma (SS), myxoid liposarcoma (MLPS) and de-differentiated liposarcoma (DDLPS): a single-arm phase 2 trial [J]. Journal of clinical oncology, 2024, 42 (S16): 11505.

[50] BROTO J M, BEVERIDGE R D, MOURA D, et al. ImmunoSarc2: a Spanish Sarcoma Group (GEIS) phase Ⅰb trial of doxorubicin and dacarbazine plus nivolumab in first line treatment of advanced leiomyosarcoma [J]. Journal of clinical oncology, 2023, 41 (S16): 11502.

[51] ZHOU Y, LI W, FANG M, et al. Phase Ⅰ/Ⅱ study to evaluate penpulimab combined with anlotinib and epirubicin in the first-line treatment of soft tissue sarcoma:

updated [J]. Journal of clinical oncology, 2023, 41 (S16): 11569.

[52] WILKY B A, MALEDDU A, MAILHOT A, et al. A single-arm, open-label phase 2 trial of doxorubicin plus zalifrelimab, a CTLA-4 inhibitor, with balstilimab, a PD-1 inhibitor, in patients with advanced/metastatic soft tissue sarcomas [J]. Journal of clinical oncology, 2023, 41 (S16): 11501.

[53] HIRBE A C, EULO V, MOON C I, et al. A phase II study of pazopanib as front-line therapy in patients with non-resectable or metastatic soft-tissue sarcomas who are not candidates for chemotherapy [J]. European journal of cancer, 2020, 137: 1-9.

[54] LI T, DONG Y, WEI Y, et al. First-line anlotinib treatment for soft tissue sarcoma in chemotherapy-ineligible patients: an open-label, single-arm, phase 2 clinical trial [J]. Clinical cancer research, 2024, 30 (19): 4310-4317.

[55] GRÜNWALD V, KARCH A, SCHULER M, et al. Randomized comparison of pazopanib and doxorubicin as first-line treatment in patients with metastatic soft tissue sarcoma age 60 years or older: results of a german intergroup study [J]. Journal of clinical oncology, 2020, 38 (30): 3555-3564.

[56] CHI Y, YAO Y, WANG S, et al. Anlotinib for metastasis soft tissue sarcoma: a randomized, double-blind, placebo-controlled and multi-centered clinical trial [J]. Journal of clinical oncology, 2018, 36 (S15): 11503.

[57] STACCHIOTTI S, MIR O, LE CESNE A, et al. Activity of pazopanib and trabectedin in advanced alveolar soft part sarcoma [J]. The oncologist, 2018, 23 (1): 62 –70.

[58] STACCHIOTTI S, NEGRI T, ZAFFARONI N, et al. Sunitinib in advanced alveolar soft part sarcoma: evidence of a direct antitumor effect [J]. Annals of oncology, 2011, 22 (7): 1682 –1690.

[59] CHI Y, FANG Z, HONG X, et al. Safety and efficacy of anlotinib, a multikinase angiogenesis inhibitor, in patients with refractory metastatic soft-tissue sarcoma [J]. Clinical cancer research, 2018, 24 (21): 5233 –5238.

[60] URAKAWA H, KAWAI A, GOTO T, et al. Phase Ⅱ trial of pazopanib in patients with metastatic or unresectable chemoresistant sarcomas: a japanese musculoskeletal oncology group study [J]. Cancer science, 2020, 111 (9): 3303 –3312.

[61] SMRKE A, FREZZA A M, GIANI C, et al. Systemic treatment of advanced clear cell sarcoma: results from a retrospective international series from the World Sarcoma Network [J]. ESMO open, 2022, 7 (3): 100522.

[62] SCHÖFFSKI P, SUFLIARSKY J, GELDERBLOM H, et al. Crizotinib in patients with advanced, inoperable inflammatory myofibroblastic tumours with and without anaplastic lymphoma kinase gene alterations (European Organisation for Research and Treatment of Cancer 90101 CREATE): a multicentre, single-drug, prospective, non-randomised phase 2 trial [J]. The lancet respiratory medicine, 2018, 6 (6):

431 – 441.

［63］FISCHER M, MORENO L, ZIEGLER D S, et al. Ceritinib in paediatric patients with anaplastic lymphoma kinase-positive malignancies: an open-label, multicentre, phase 1, dose-escalation and dose-expansion study ［J］. The lancet oncology, 2021, 22（12）: 1764 – 1776.

［64］WAGNER A J, MALINOWSKA-KOLODZIEJ I, MORGAN J A, et al. Clinical activity of mTOR inhibition with sirolimus in malignant perivascular epithelioid cell tumors: targeting the pathogenic activation of mTORC1 in tumors ［J］. Journal of clinical oncology, 2010, 28（5）: 835 – 840.

［65］BENSON C, VITFELL-RASMUSSEN J, MARUZZO M, et al. A retrospective study of patients with malignant PEComa receiving treatment with sirolimus or temsirolimus: the Royal Marsden Hospital experience ［J］. Anticancer research, 2014, 34（7）: 3663 – 3668.

［66］GENNATAS C, MICHALAKI V, KAIRI P V, et al. Successful treatment with the mTOR inhibitor everolimus in a patient with perivascular epithelioid cell tumor ［J］. World journal of surgical oncology, 2012, 10: 181.

［67］RUTKOWSKI P, VAN GLABBEKE M, RANKIN C J, et al. Imatinib mesylate in advanced dermatofibrosarcoma protuberans: pooled analysis of two phase II clinical trials ［J］. Journal of clinical oncology, 2010, 28（10）: 1772 – 1779.

［68］DICKSON M A, TAP W D, KEOHAN M L, et al. Phase II trial of the CDK4 inhibitor PD0332991 in patients with advanced CDK4-amplified well-differentiated or dedifferentiated liposarcoma [J]. Journal of clinical oncology, 2013, 31 (16): 2024 – 2028.

[69] DICKSON M A, KOFF A, D'ANGELO S P, et al. Phase 2 study of the CDK4 inhibitor abemaciclib in dedifferentiated liposarcoma [J]. Journal of clinical oncology, 2019, 37 (S15): 11004.

[70] DRILON A, LAETSCH T W, KUMMAR S, et al. Efficacy of larotrectinib in TRK tusion-positive cancers in adults and children [J]. The New England journal of medicine, 2018, 378 (7): 731 – 739.

[71] DOEBELE R C, DRILON A, PAZ-ARES L, et al. Entrectinib in patients with advanced or metastatic NTRK fusion-positive solid tumours: integrated analysis of three phase 1 – 2 trials [J]. The lancet oncology, 2020, 21 (2): 271 – 282.

[72] GOUNDER M, SCHÖFFSKI P, JONES R L, et al. Tazemetostat in advanced epithelioid sarcoma with loss of INI1/SMARCB1: an international, open-label, phase 2 basket study [J]. The lancet oncology, 2020, 21 (11): 1423 – 1432.

[73] VALENTIN T, FOURNIER C, PENEL N, et al. Sorafenib in patients with progressive malignant solitary fibrous tumors: a subgroup analysis from a phase II study of the French Sarcoma Group (GSF/GETO) [J]. Investigational new drugs, 2013, 31: 1626 – 1627.

[74] STACCHIOTTI S, NEGRI T, LIBERTINI M, et al. Sunitinib malate in solitary fibrous tumor (SFT) [J].

Annals of oncology, 2012, 23 (12): 3171 –3179.

[75] MARTIN-BROTO J, STACCHIOTTI S, LOPEZ-POUSA A, et al. Pazopanib for treatment of advanced malignant and dedifferentiated solitary fibrous tumour: a multicentre, single-arm, phase 2 trial [J]. The lancet oncology, 2019, 20 (1): 134 –144.

[76] PARK M S, PATEL S R, LUDWIG J A, et al. Activity of temozolomide and bevacizumab in the treatment of locally advanced, recurrent, and metastatic hemangiopericytoma and malignant solitary fibrous tumor [J]. Cancer: interdisciplinary international journal of the American Cancer Society, 2011, 117 (21): 4939 –4947.

[77] CHEN A P, SHARON E, O'SULLIVAN-COYNE G, et al. Atezolizumab for advanced alveolar soft part sarcoma [J]. The New England journal of medicine, 2023, 389 (10): 911 –921.

[78] TAN Z, WU Y, FAN Z, et al. A phase II study of anlotinib and an anti-PDL1 antibody in patients with alveolar soft part sarcoma: results of expansion cohorts [J]. Journal of clinical oncology, 2024, 42 (S16): 11515.

[79] GRUENWALD V. LBA90 a randomized phase II study of durvalumab and tremelimumab compared to doxorubicin in patients with advanced or metastatic soft tissue sarcoma (medisarc, AIO-STS-0415) [J]. Annals of oncology, 2023, 34 (S2): S1331 –S1332.

[80] BISOGNO G, DE SALVO G L, BERGERON C, et

al. Vinorelbine and continuous low-dose cyclophosphamide as maintenance chemotherapy in patients with high-risk rhabdomyosarcoma（RMS 2005）：a multicentre, open-label, randomised, phase 3 trial［J］. The lancet oncology, 2019, 20（11）：1566 – 1575.

［81］MINARD-COLIN V, ICHANTE J L, NGUYEN L, et al. Phase Ⅱ study of vinorelbine and continuous low doses cyclophosphamide in children and young adults with a relapsed or refractory malignant solid tumour：good tolerance profile and efficacy in rhabdomyosarcoma-a report from the Société Française des Cancers et leucémies de l'Enfant et de l'adolescent（SFCE）［J］. European journal of cancer, 2012, 48（15）：2409 – 2416.

［82］GALLEGO S, BERNABEU D, GARRIDO-PONTNOU M, et al. GEIS-SEHOP clinical practice guidelines for the treatment of rhabdomyosarcoma［J］. Clinical and translational oncology, 2021, 23：2460 – 2473.

［83］XU B, PAN Q, PAN H, et al. Anlotinib as a maintenance treatment for advanced soft tissue sarcoma after first-line chemotherapy（ALTER-S006）：a multicentre, open-label, single-arm, phase 2 trial［J］. EClinicalMedicine, 2023, 64：102240.

［84］LIU J, DENG Y T, JIANG Y. Switch maintenance therapy with anlotinib after chemotherapy in unresectable or metastatic soft tissue sarcoma：a single-center retrospective study［J］. Investigational new drugs, 2021, 39（2）：330 – 336.

［85］SAVINA M, LE CESNE A, BLAY J Y, et al.

Patterns of care and outcomes of patients with METAstatic soft tissue SARComa in a real-life setting: the METASARC observational study [J]. BMC medicine, 2017, 15: 78.

[86] EBELING P, EISELE L, SCHUETT P, et al. Docetaxel and gemcitabine in the treatment of soft tissue sarcoma-a single-center experience [J]. Oncology research and treatment, 2008, 31 (1 –2): 11 –16.

[87] SOMAIAH N, VAN TINE B A, WAHLQUIST A E, et al. A randomized, open-label, phase 2, multicenter trial of gemcitabine with pazopanib or gemcitabine with docetaxel in patients with advanced soft-tissue sarcoma [J]. Cancer: interdisciplinary international journal of the American Cancer Society, 2021, 127 (6): 894 –904.

[88] SCHMOLL H J, LINDNER L H, REICHARDT P, et al. Efficacy of pazopanib with or without gemcitabine in patients with anthracycline- and/or ifosfamide-refractory soft tissue sarcoma: final results of the PAPAGEMO phase 2 randomized clinical trial [J]. JAMA oncology, 2021, 7 (2): 255 –262.

[89] D'ADAMO D R, DICKSON M A, KEOHAN M L, et al. A phase II trial of sorafenib and dacarbazine for leiomyosarcoma, synovial sarcoma, and malignant peripheral nerve sheath tumors [J]. The oncologist, 2019, 24 (6): 857 –863.

[90] PAUTIER P, PENEL N, RAY-COQUARD I, et al. A phase II of gemcitabine combined with pazopanib followed by pazopanib maintenance, as second-line treatment in patients with advanced leiomyosarcomas: a unicancer French

Sarcoma Group study（LMS03 study）［J］. European journal of cancer, 2020, 125: 31 – 37.

［91］CHEN T W, HSU C L, HONG R L, et al. A single-arm phase Ⅰb/Ⅱ study of lenvatinib plus eribulin in advanced liposarcoma and leiomyosarcoma［J］. Clinical cancer research, 2022, 28（23）: 5058 – 5065.

［92］TOULMONDE M, PENEL N, ADAM J, et al. Use of pd-1 targeting, macrophage infiltration, and ido pathway activation in sarcomas: a phase 2 clinical trial［J］. JAMA oncology, 2018, 4（1）: 93 – 97.

［93］ITALIANO A, BESSEDE A, PULIDO M, et al. Pembrolizumab in soft-tissue sarcomas with tertiary lymphoid structures: a phase 2 PEMBROSARC trial cohort［J］. Nature medicine, 2022, 28（6）: 1199 – 1206.

［94］NATHENSON M, CHOY E, CARR N D, et al. Phase Ⅱ study of eribulin and pembrolizumab in patients（pts）with metastatic soft tissue sarcomas（STS）: report of LMS cohort［J］. Journal of clinical oncology, 2020, 38（S15）: 11559.

［95］SMRKE A, OSTLER A, NAPOLITANO A, et al. 1526MO GEMMK: a phase I study of gemcitabine（gem）and pembrolizumab（pem）in patients（pts）with leiomyosarcoma（LMS）and undifferentiated pleomorphic sarcoma UPS）［J］. Annals of oncology, 2021, 32（S5）: S1114.

［96］WAGNER M J, ZHANG Y, CRANMER L D, et al. A phase 1/2 trial combining avelumab and trabectedin for advanced liposarcoma and leiomyosarcoma ［J］. Clinical cancer research, 2022, 28 （11）: 2306 – 2312.

［97］ TOULMONDE M, BRAHMI M, GIRAUD A, et al. Trabectedin plus durvalumab in patients with advanced pretreated soft tissue sarcoma and ovarian carcinoma （tramune）: an open-label, multicenter phase ib study ［J］. Clinical cancer research, 2022, 28 （9）: 1765 – 1772.

［98］ ADNAN N, SEKHON S, CHAWLA S P, et al. GALLANT: a phase 2 study using metronomic gemcitabine, doxorubicin, nivolumab, and docetaxel as second/third-line therapy for advanced sarcoma （NCT04535713） ［J］. Journal of clinical oncology, 2022, 40 （S16）: 11518.

［99］ PINK D, ANDREOU D, FLÖRCKEN A, et al. Efficacy and safety of nivolumab and trabectedin in pretreated patients with advanced soft tissue sarcomas （STS）: preliminary results of a phase Ⅱ trial of the German Interdisciplinary Sarcoma Group （GISG-15, NitraSarc） for the non-L sarcoma cohort ［ J ］. Journal of clinical oncology, 2021, 39 （S15）: 11545.

［100］ ZHANG R S, LIU J, DENG Y T, et al. The real-world clinical outcomes and treatment patterns of patients with unresectable locally advanced or metastatic soft tissue sarcoma treated with anlotinib in the post-ALTER0203 trial era ［J］. Cancer medicine, 2022, 11 （11）: 2271 – 2283.

［101］ VAN DER GRAAF W T, BLAY J Y, CHAWLA S P, et al. Pazopanib for metastatic soft-tissue sarcoma

（PALETTE）: a randomised, double-blind, placebo-controlled phase 3 trial [J]. The lancet, 2012, 379 (9829): 1879 – 1886.

[102] MIR O, BRODOWICZ T, ITALIANO A, et al. Safety and efficacy of regorafenib in patients with advanced soft tissue sarcoma （REGOSARC）: a randomised, double-blind, placebo-controlled, phase 2 trial [J]. The lancet oncology, 2016, 17 (12): 1732 – 1742.

[103] ZHANG X, PAN Q, XU B, et al. Phase Ⅱ study to evaluate surufatinib in patients with osteosarcoma and soft tissue sarcoma that has failed standard chemotherapy: updated analysis [J]. Journal of clinical oncology, 2024, 42 (S16): 11539.

[104] ZHANG X, WEN X, YANG C, et al. A phase I study of a novel MDM2-P53 antagonist APG-115 in Chinese patients with advanced soft tissue sarcomas [J]. Journal of clinical oncology, 2019, 37 (S15): 3124 – 3124.

[105] MACARULLA T, YAMAMOTO N, TOLCHER A W, et al. Efficacy and safety of brigimadlin （BI 907828）, an MDM2-p53 antagonist, in patients （pts） with advanced biliary tract cancer: data from two phase Ⅰa/Ⅰb dose-escalation/ expansion trials [J]. Journal of clinical oncology, 2024, 42 (S3): 487.

[106] ZHANG X, PENG R, PAN Q, et al. A phase Ⅱ clinical trial of chidamide in combination with toripalimab in patients with advanced soft tissue sarcoma [J]. Journal of clinical oncology, 2023, 41 (S16): 11566.

［107］TAWBI H A, BURGESS M, BOLEJACK V, et al. Pembrolizumab in advanced soft-tissue sarcoma and bone sarcoma（SARC028）: a multicentre, two-cohort, single-arm, open-label, phase 2 trial［J］. The lancet oncology, 2017, 18（11）: 1493-1501.

［108］BURGESS M A, BOLEJACK V, SCHUETZE S, et al. Clinical activity of pembrolizumab（P）in undifferentiated pleomorphic sarcoma（UPS）and dedifferentiated/pleomorphic liposarcoma（LPS）: final results of SARC028 expansion cohorts［J］. Journal of clinical oncology, 2019, 37（S15）: 11015.

［109］BLAY J Y, PENEL N, RAY-COQUARD I L, et al. High clinical activity of pembrolizumab in chordoma, alveolar soft part sarcoma（ASPS）and other rare sarcoma histotypes: the French AcSé pembrolizumab study from Unicancer［J］. Journal of clinical oncology, 2021, 39（S15）: 11520.

［110］ITALIANO A, BELLERA C, D'ANGELO S. PD1/PD-L1 targeting in advanced soft-tissue sarcomas: a pooled analysis of phase II trials［J］. Journal of hematology & oncology, 2020, 13: 55.

［111］D'ANGELO S P, MAHONEY M R, VAN TINE B A, et al. Nivolumab with or without ipilimumab treatment for metastatic sarcoma（Alliance A091401）: two open-label, non-comparative, randomised, phase 2 trials［J］. The lancet oncology, 2018, 19（3）: 416-426.

[112] VON MEHREN M, KANE J M, AGULNIK M, et al. Soft tissue sarcoma, version 2. 2022, NCCN clinical practice guidelines in oncology [J]. Journal of the national comprehensive cancer network, 2022, 20 (7): 815 – 833.

[113] MAKI R G, JUNGBLUTH A A, GNJATIC S, et al. A pilot study of anti-CTLA4 antibody ipilimumab in patients with synovial sarcoma [J]. Sarcoma, 2013, 2013 (1): 168145.

[114] BEN-AMI E, BARYSAUSKAS C M, SOLOMON S, et al. Immunotherapy with single agent nivolumab for advanced leiomyosarcoma of the uterus: results of a phase 2 study [J]. Cancer: interdisciplinary international journal of the American Cancer Society, 2017, 123 (17): 3285 – 3290.

[115] ZHOU M, BUI N, BOLLEDDU S, et al. Nivolumab plus ipilimumab for soft tissue sarcoma: a single institution retrospective review [J]. Immunotherapy, 2020, 12 (18): 1303 – 1312.

[116] BLAY J-Y, PENEL N, RAY-COQUARD I L, et al. High clinical activity of pembrolizumab in chordoma, alveolar soft part sarcoma (ASPS) and other rare sarcoma histotypes: the French AcSé pembrolizumab study from unicancer [J]. Journal of clinical oncology 2021, 39 (S15): 11520.

[117] DELYON J, BIARD L, RENAUD M, et al. PD-1 blockade with pembrolizumab in classic or endemic Kaposi's sarcoma: a multicentre, single-arm, phase 2 study [J]. The

lancet oncology, 2022, 23（4）: 491 – 500.

［118］ZER A, ICHT O, YOSEF L, et al. Phase Ⅱ single-arm study of nivolumab and ipilimumab（Nivo/Ipi）in previously treated classical Kaposi sarcoma（cKS）［J］. Annals of oncology, 2022, 33（7）: 720 – 727.

［119］SOMAIAH N, CONLEY A P, PARRA E R, et al. Durvalumab plus tremelimumab in advanced or metastatic soft tissue and bone sarcomas: a single-centre phase 2 trial ［J］. The lancet oncology, 2022, 23（9）: 1156 – 1166.

［120］MARTIN-BROTO J, HINDI N, GRIGNANI G, et al. Nivolumab and sunitinib combination in advanced soft tissue sarcomas: a multicenter, single-arm, phase Ⅰb/Ⅱ trial ［J］. Journal for immunotherapy of cancer, 2020, 8（2）: e001561.

［121］WILKY B A, TRUCCO M M, SUBHAWONG T K, et al. Axitinib plus pembrolizumab in patients with advanced sarcomas including alveolar soft-part sarcoma: a single-centre, single-arm, phase 2 trial ［J］. The lancet oncology, 2019, 20（6）: 837 – 848.

［122］LIU J, GAO T, TAN Z, et al. Phase Ⅱ study of TQB2450, a novel PD-L1 antibody, in combination with anlotinib in patients with locally advanced or metastatic soft tissue sarcoma ［J］. Clinical cancer research, 2022, 28（16）: 3473 – 3479.

［123］CHO H J, YUN K H, SHIN S J, et al. Durvalumab plus pazopanib combination in patients with advanced soft tissue sarcomas: a phase II trial [J]. Nature communications, 2024, 15 (1): 685.

[124] SCHÖFFSKI P, BAHLEDA R, WAGNER A J, et al. Results of an open-label, phase I a/b study of pembrolizumab plus olaratumab in patients with unresectable, locally advanced, or metastatic soft-tissue sarcoma [J]. Clinical cancer research, 2023, 29 (17): 3320 – 3328.

[125] COUSIN S, BELLERA C, GUEGAN J P, et al. 1494P Regomune-a phase II study of regorafenib + avelumab in solid tumors: results of the soft tissue sarcoma (STS) cohort [J]. Annals of oncology, 2022, 33 (S7): S1230.

[126] GRILLEY-OLSON J E, ALLRED J B, SCHUETZE S, et al. A multicenter phase II study of cabozantinib + nivolumab for patients (pts) with advanced angiosarcoma (AS) previously treated with a taxane (Alliance A091902) [J]. Journal of clinical oncology, 2023, 41 (S16): 11503.

[127] TINE B A V, EULO V, TOENISKOETTER J, et al. Randomized phase II trial of cabozantinib combined with PD-1 and CTLA-4 inhibition versus cabozantinib in metastatic soft tissue sarcoma [J]. Journal of clinical oncology, 2023, 41 (S17): LBA11504.

[128] WEI R, DEAN D C, THANINDRATARN P, et al. Cancer testis antigens in sarcoma: expression, function and immunotherapeutic application [J]. Cancer letters, 2020, 479: 54 – 60.

[129] RAMACHANDRAN I, LOWTHER D E, DRYER-

MINNERLY R, et al. Systemic and local immunity following adoptive transfer of NY-ESO-1 SPEAR T cells in synovial sarcoma [J]. Journal for immunotherapy of cancer, 2019, 7: 276.

[130] ROBBINS P F, KASSIM S H, TRAN T L, et al. A pilot trial using lymphocytes genetically engineered with an NY-ESO-1-reactive T-cell receptor: long-term follow-up and correlates with response [J]. Clinical cancer research, 2015, 21 (5): 1019 – 1027.

[131] PAN Q, WENG D, LIU J, et al. Phase 1 clinical trial to assess safety and efficacy of NY-ESO-1-specific TCR T cells in HLA-A * 02: 01 patients with advanced soft tissue sarcoma [J]. Cell reports medicine, 2023, 4 (8): 101133.

[132] KAWAI A, ISHIHARA M, NAKAMURA T, et al. Safety and efficacy of NY-ESO-1 antigen-specific T-Cell receptor gene-transduced T lymphocytes in patients with synovial sarcoma: a phase I / II clinical trial [J]. Clinical cancer research, 2023, 29 (24): 5069 – 5078.

[133] D'ANGELO S P, ARAUJO D M, ABDUL RAZAK A R, et al. Afamitresgene autoleucel for advanced synovial sarcoma and myxoid round cell liposarcoma (SPEARHEAD-1): an international, open-label, phase 2 trial [J]. The lancet, 2024, 403 (10435): 1460 – 1471.